AF325327

PUBLICATIONS DU *PROGRÈS MÉDICAL*

DES
CONTRACTURES

CONTRACTURES EN GÉNÉRAL
LA CONTRACTURE SPASMODIQUE. LES PSEUDO-CONTRACTURES

PAR

Le Dʳ PAUL BLOCQ

ANCIEN INTERNE DES HÔPITAUX DE PARIS
ET DE LA CLINIQUE DES MALADIES DU SYSTÈME NERVEUX
MÉDAILLE DE BRONZE DE L'EXTERNAT ET DE L'INTERNAT
LAURÉAT DES HÔPITAUX (MENTION DE LA MÉDAILLE D'ARGENT 1885)
MEMBRE DE LA SOCIÉTÉ ANATOMIQUE ET DE LA SOCIÉTÉ CLINIQUE
MEMBRE ET LAURÉAT DE LA SOCIÉTÉ MÉDICO-PRATIQUE DE PARIS.

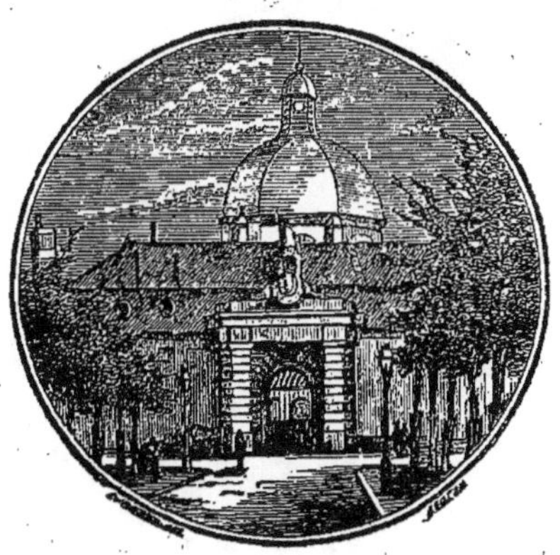

PARIS

BUREAUX DU PROGRÈS MÉDICAL | A. DELAHAYE ET E. LECROSNIER
14, rue des Carmes. | LIBRAIRES-ÉDITEURS
Place de l'École de Médecine.

1888

DES
CONTRACTURES

Châteauroux. — Typ. et Stéréotyp. A. MAJESTÉ.

PUBLICATION DU *PROGRÈS MÉDICAL*

DES

CONTRACTURES

CONTRACTURES EN GÉNÉRAL
LA CONTRACTURE SPASMODIQUE. LES PSEUDO-CONTRACTURES

PAR

Le Dr PAUL BLOCQ

ANCIEN INTERNE DES HÔPITAUX DE PARIS
ET DE LA CLINIQUE DES MALADIES DU SYSTÈME NERVEUX
MÉDAILLE DE BRONZE DE L'EXTERNAT ET DE L'INTERNAT
LAURÉAT DES HÔPITAUX (MENTION DE LA MÉDAILLE D'ARGENT 1885)
MEMBRE DE LA SOCIÉTÉ ANATOMIQUE ET DE LA SOCIÉTÉ CLINIQUE
MEMBRE ET LAURÉAT DE LA SOCIÉTÉ MÉDICO-PRATIQUE DE PARIS.

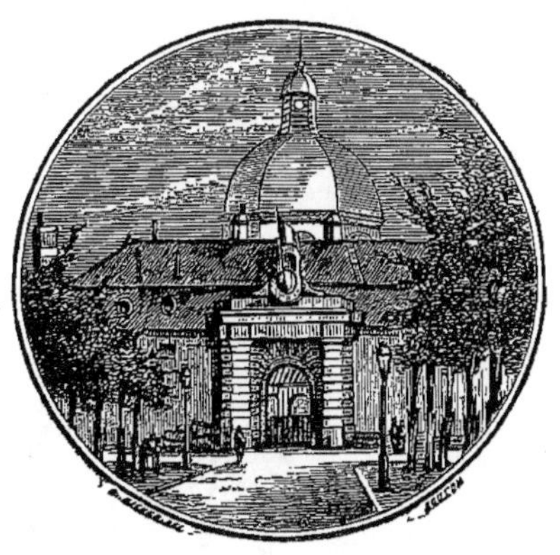

PARIS

BUREAUX DU PROGRÈS MÉDICAL
14, rue des Carmes.

A. DELAHAYE ET E. LECROSNIER
LIBRAIRES-ÉDITEURS
Place de l'École de Médecine.

1888

DU MÊME AUTEUR

Note sur un cas de rétrécissement des deux orifices auriculo-ventriculaires *(Paris, A. Delahaye, 1881)*.

Occlusion intestinale par diverticule. — La parotomie. — Anus artificiel. — Mort. — Autopsie *(Union médicale,* 1883).

D'une forme spéciale que revêt l'ecchymose dans les fractures de la rotule *(Semaine médicale,* 1884).

Cas de molluscum vrai ulcéré de la grande lèvre *(Progrès médical,* 1884).

Péri-onyxis symétrique professionnel *(Semaine médicale,* 1884).

Note sur des accidents occasionnés par une injection de chloroforme dans le tissu gingival *(Progrès médical,* 1884).

Des hémorragies puerpérales *(Thérapeutique contemporaine,* 1885).

De l'éclampsie *(Thérapeutique contemporaine,* 1885).

Du phlegmon sous-péritonéal de la région hépatique *(Progrès médical,* 1885).

D'une variété nouvelle de kystes du cou. — Kyste crico-thyroïdien *(Gazette médicale de Paris,* n°s 12, 13, 16, 17, 1885).

Note sur un cas de maladie de Friedreich *(Archives de neurologie,* 1887).

Étude expérimentale de la cirrhose alcoolique du foie — en collaboration avec M. le Pr **Straus** *(Archives de physiologie,* 1887).

Sur une affection caractérisée par de l'astasie et de l'abasie (*Archives de neurologie*, 1888).

Des rétractions fibro-tendineuses compliquant la contracture spasmodique (*Nouvelle iconographie de la Salpétrière*, 1888).

Note sur un cas d'athétose double, en collaboration avec E. Blin (*Revue de médecine*, janvier 1888).

Des cirrhoses graisseuses considérées comme hépatites infectieuses, en collaboration avec E. Gillet (*Mémoire couronné par la Société médico-pratique. Archives générales de médecine*, 1888).

De la Migraine ophtalmique, syndrome ; en collaboration avec M. le Dr Babinski (*Progrès Médical*, 1888).

Revues et analyses critiques dans la *Thérapeutique contemporaine*, le *Progrès médical*, les *Archives de neurologie*.

COMMUNICATIONS.

A la société anatomique : - **Adénome, cirrhose et cancer primitif du foie** (octobre 1885).

Infections puerpérale. — Endocardite ulcéreuse (oct. 1885).

Cancer primitif de la vésicule biliaire. — Propagation au foie. — Généralisation au péritoine (avril 1886).

Cancer primitif du cœcum (mai 1886).

Tubercules solitaires massifs du foie (février 1887).

Un cas de syringo-myélie (février 1887).

A la société médico-pratique : — **Sur un cas de cancer primitif de la colonne vertébrale** (*Journal de médecine*, 1886).

A la société clinique : — **Tuberculose compliquée de pyohémie** (mars 1885).

Pleurésie rhumatismale pré-arthropatique (juin 1885).

Erysipèle périodique annuel (mai 1886).

A la société de biologie : —**Avec M. le docteur Straus. Etude expérimentale sur la cirrhose alcoolique du foie** (*Note préliminaire*).

— Avec M. le docteur Gilles de la Tourette. — Note sur la Migraine ophtalmique.

DES CONTRACTURES

AVANT-PROPOS

La plupart des auteurs s'accordent à reconnaître que l'étude des contractures est hérissée de difficul‐tés, et c'est là sans doute la raison de la rareté rela‐tive des travaux d'ensemble sur ce sujet, travaux dont l'excellente thèse de concours de M. Straus, publiée en 1875, représente, en France du moins, le dernier en date.

Depuis cette époque, nombre d'acquisitions scien‐tifiques, la plupart dues à M. le professeur Charcot et à ses élèves, sans élucider encore complètement l'histoire des contractures, l'ont toutefois assez modi‐fiée pour justifier que nous en ayons fait l'objet de notre travail inaugural.

Si nous n'avons pas hésiter à aborder cette tâche, encore que nous ne nous dissimulions pas ce qu'elle aurait d'ardu, c'est qu'aussi bien nous étions guidé par M. le professeur Charcot ; et, nous sommes heureux que l'usage nous permette d'exprimer ici publiquement à notre illustre maître, notre sincère gratitude pour les marques d'intérêt qu'il nous a données, et pour ses conseils éclairés qui ne nous ont jamais fait défaut pendant les deux années où nous avons eu l'honneur d'être son élève.

Je serai toujours reconnaissant à M. le D' Straus qui pendant tout le cours de mes études médicales, m'a prodigué tant de témoignages de sympathie, et non seulement m'a fait profiter de ses savantes leçons mais encore a daigné m'associer à l'un de ses travaux.

Ce m'est un agréable devoir, de rendre hommage à la bienveillance de mes maîtres dans les hôpitaux: MM. Duplay, Gouraud, Audhoui, Brissaud, Letulle.

Que M. Joffroy, médecin de la Salpêtrière, et mes amis MM. Marie, chef du laboratoire, Babinski, chef de clinique des maladies du système nerveux, qui ont mis avec tant d'obligeance divers documents à ma disposition pour la rédaction de ce travail, reçoivent mes remerciements.

Je prie enfin M. P. Richer d'agréer l'assurance de ma vive gratitude, pour l'empressement avec lequel il m'a prêté le concours de son grand talent pour quelques-uns des dessins qui figurent dans mon travail.

INTRODUCTION

Nous entreprenons dans ce travail d'étudier les contractures en général, et d'élucider certains points relatifs à quelques-unes d'entre elles en particulier.

La contracture est un symptôme et non une maladie, aussi conviendrait-il presque de justifier cette entreprise, considérant qu'on pourrait juger au moins inutile de distraire un syndrôme des autres signes dont l'ensemble forme une entité morbide. Cependant dans la plupart des cas, la contracture jouit d'une indépendance remarquable, constitue une sorte d'épiphénomène gardant son individualité et acquiert même parfois une prépondérance manifeste comme épisode pathologique ; enfin quoiqu'elle se montre en des occasions diverses, elle n'en présente pas moins des caractères génériques propres.

Toutefois la contracture serait difficile à définir si l'on en juge par l'embarras des auteurs, par la pluralité des désignations sous lesquelles on la range, et par le plus ou moins d'extension que l'on donne à son domaine. « Ce mot, dit Calmeil, ne présente pas toujours la même signification dans les auteurs. Pris dans le sens le plus étendu, il est synonyme de *spasme*, de mouvement tonique, et il sert à désigner d'une manière générale la contraction permanente et involontaire, l'état de tension, de raideur insurmontable d'un seul muscle ou d'un certain nombre de faisceaux musculaires [1].

D'après Sauvages, le tétanos, le trismus, la contraction qui détermine le strabisme, le torticolis, le priapisme, la catalepsie, constituent autant d'espèces de contractures. Il serait facile de citer un bien plus grand nombre de contractures locales et partielles, qui ont été observées par exemple à la face, dans les muscles de la région thoracique abdominale, lombaire, et jusque dans les plans musculaires de la vie organique. Mais depuis quelques années, le mot contracture sert surtout à exprimer un certain état de raccourcissement avec rigidité des muscles destinés à fléchir les articulations, et c'est principalement sous ce dernier point de vue que nous devons envisager la contracture.

Chomel la définit « une rigidité permanente et chronique des muscles et le plus ordinairement des muscles fléchisseurs. Ce phénomène reconnaît ordinairement pour cause une lésion du système nerveux. »

Le traité de diagnostic et de séméiologie de Piorry est encore peu explicite : « Les muscles sous l'influence d'affections cérébrales ou de certaines maladies de la

1. *Dictionnaire de médecine*, T. VIII, p. 520.

moelle, sous celles des névralgies périphériques telles que le tétanos, sont parfois le siège de contractions continues qu'on a appelées toniques, et qui consistent dans une raideur plus ou moins marquée et dans une persistance dans l'action de ces organes. Dans les contractures telles que celles qui existent dans l'encéphalo-malaxie, ou à la suite de l'encéphalite, etc., les muscles sont rétractés sans être très indurés, souvent on peut les étendre jusqu'à un certain point, et les membres supérieurs et inférieurs en sont ordinairement le siège. Dans le tétanos, des contractures continues accompagnées d'une dureté plus ou moins marquée existent dans les muscles... [1]. »

Elle consiste pour Littré et Robin « dans un état de rigidité auquel les muscles n'arrivent ordinairement que d'une manière lente et progressive, à la suite de rhumatismes, de névralgies et de convulsions [2]. »

Dans une revue de la *Gazette hebdomadaire*, Dally donne cette définition : « tout état de rigidité avec ou sans raccourcissement entièrement soustrait à l'action de la volonté, et entretenu par une lésion aiguë ou chronique du système nerveux. »

Erb l'appelle « tout raccourcissement durable des muscles amenant le rapprochement graduel de leurs points d'insertion. »

M. Straus propose la définition suivante : « La contracture est une contraction tonique persistante et

1. Pierry, *Traité de diagnostic et de semeiologie*. Tome III, p. 570.
2. Littré et Robin, *Dictionnaire de médecine*.

involontaire d'un ou de plusieurs muscles de la vie animale [1]. »

M. Brissaud s'en tient à la définition précédente [2], qui semble dès à présent avoir été généralement adoptée.

Cet exposé sommaire montre assez combien paraissent justifiées les préventions auxquelles nous faisions allusion contre l'histoire de la contracture *en général*. Nous verrons ultérieurement à quoi tiennent les apparentes difficultés de cette étude.

Que si, en effet, l'on englobe toutes les rigidités musculaires dans une vue d'ensemble, il résulte de l'observation comme de l'interprétation logique des faits, que la grande majorité des contractures forment une entité séméiologique distincte, les autres réalisant autant de groupes différant du premier, et différant entre eux.

Nous établirons la réalité de cette entité séméiologique et en ferons l'étude, d'où ressortira qu'il s'agit d'une *modification physiologique une* du muscle ; nous choisirons ensuite quelques types dans les groupes autres et montrerons qu'ils sont caractérisés par des *altérations anatomiques diverses* du muscle.

1. Straus. *Des contractures* (Th. d'agrégation, 1875).
2. Brissaud. *Recherches sur la contracture permanente* (Th. D. 1880).

DIVISION

Ce travail est divisé en trois parties :

La *première* consacrée à l'étude symptomatique générale des contractures a pour but de nous permettre d'établir une scission complète entre des états musculaires
anatomiquement et physiologiquement différents, confon-
dus sous le nom de contractures en clinique, seul terrain
commun où nous les puissions réunir.

La *seconde* partie traite de la *contracture spasmodique*
en général, considérée comme entité morbide ; nous dé-
montrons en effet qu'il s'agit là d'un groupe bien défini,
comprenant la plus grande partie des contractures, ayant
des caractères anatomiques, physiologiques et cliniques
communs, et nous en traçons l'histoire nous attardant à
dessein sur certains points peu connus de son évolution.
Nous en distrayons un type en particulier, choisi pour
avoir l'occasion d'exposer à son sujet quelques recherches
personnelles.

La *troisième* partie s'occupe des rigidités musculaires
rangées à tort à notre avis sous le nom de contracture, ou
non encore classées. Nous espérons y justifier le nom de
Pseudo-contractures que nous leur attribuons. Celles-ci ne
forment pas comme les précédentes un groupe défini ;
nous ferons donc non plus une étude générale, mais la
description clinique et anatomique particulière de chacune
d'entre elles.

PREMIÈRE PARTIE

DES CONTRACTURES EN GÉNÉRAL

CHAPITRE PREMIER

ÉTUDE CLINIQUE

C'est donc surtout avec l'intention de les prendre pour première base d'une division que nous étudions d'abord les caractères cliniques des contractures, estimant que les données anatomiques paraîtraient insuffisantes à *priori*.

Nous passerons méthodiquement en revue les divers signes physiques et fonctionnels de ces rigidités musculaires. **Signes physiques.** — *L'inspection* seule ne pourrait renseigner sur l'état des muscles; toutefois elle donnera d'utiles enseignements sur les positions déterminées par les agissements pathologiques de ces organes. Quoique ces positions soient d'habitude analogues à des attitudes physiologiques exagérées, des déformations à proprement parler sont réalisées lors d'éventualités que nous aurons à examiner.

Les contractures peuvent être généralisées (dans certaines formes d'hystérie par exemple) ou localisées, et alors elles occupent soit un muscle (tel l'orbiculaire des paupières) soit un groupe de muscles (comme on le voit dans les contractures d'origine articulaire); elles revêtent aussi la forme monoplégique (on l'observe ainsi dans quelques lésions cérébrales), et hémiplégique (la contracture tardive de l'hémorragie cérébrale en est un type); enfin elles affectent également le mode paraplégique (comme dans les compressions lentes de la moelle épinière). Mais, point important, dans toute une catégorie de faits elle frappe toujours les antagonistes alors que dans une autre série elle atteint des muscles isolément.

De là résultent des attitudes éminemment variables dont nous n'avons pas à décrire ici le détail.

Quoi qu'il en soit, dès maintenant nous noterons ce fait général que la contracture atteint, d'une part des unités musculaires isolées (pseudo-contracture), d'autre part porte sur des associations fonctionnelles de muscles (contracture spasmodique). Cette distinction est un phénomène des plus significatifs au point de vue de la nature même de la contracture. Dans le cas où un groupe synergique est frappé, les diverses attitudes s'expliquent par la prédominance d'action de certains muscles sur les antagonistes.

On a remarqué à cet égard que, lorsqu'il s'agit des membres, les supérieurs se contracturent ordinairement dans la flexion ou la demi-flexion, et les inférieurs dans l'extension, positions que gardent ordinairement les mêmes membres à l'état de repos.

Les muscles contracturés sont plus ou moins gonflés, quelquefois de façon à peine appréciable, mais leur volume ne diffère toutefois pas sensiblement de celui des muscles similaires à l'état de moyenne contraction.

Longtemps on a considéré le raccourcissement

comme un des caractères primordiaux des muscles contracturés.

« L'étude de la contraction, dit Onimus, dans ses diverses phases, comme dans ses diverses formes, revient à rechercher les conditions pathologiques qui peuvent amener le raccourcissement de la fibre musculaire [1]. »

Contrairement à cette opinion M. Brown-Séquard a voulu faire servir ce caractère à la différenciation de la contracture de la contraction normale du muscle. Il résulterait d'expériences qu'il a récemment instituées à ce sujet que les contractures ne s'accompagnent pas d'un raccourcissement des muscles ; ceux-ci présenteraient seulement un état de raideur ou de condensation particulier. Il y aurait même des cas de contracture dans lesquels les muscles non seulement ne seraient pas raccourcis mais subiraient un certain degré d'allongement. Il y aurait donc entre l'état de contraction, qui donne lui toujours lieu à un certain degré de raccourcissement, une différence capitale.

M. Dastre objecte à cette manière de voir que la contraction d'un muscle ne s'accompagne pas toujours d'un raccourcissement de ce muscle; il ne suffit donc pas pour différencier la contracture de la contraction de constater qu'un muscle n'est pas raccourci; il y a même des contractions qui s'accompagnent d'une élongation du muscle [2].

Les changements survenus dans leur consistance sont un des caractères importants des muscles contracturés que la *palpation* permettra d'apprécier.

1. *Dictionnaire Encyclopédique*, art. Contracture.
2. *Société de Biologie*, 2 avril 1887.

D'une façon générale, le muscle est dur au toucher ; la sensation qu'il donne varie suivant l'intensité de la contracture, et, lorsqu'elle atteint son summum, on éprouve la résistance du tissu fibreux. Aussi est-ce sans doute à cela qu'on doit avoir si longtemps sinon confondu l'état scléreux, du moins cru à la transformation habituelle du muscle contracturé en tissu fibreux.

Cette rigidité, lorsqu'elle est étendue à tout un membre, en fait une véritable barre solide qu'on peut mouvoir aisément tout d'une pièce. De plus la raideur est permanente sinon tout à fait égale, car quelquefois elle subit de légères fluctuations. La possibilité de semblables modifications est surtout évidente dans les degrés très légers de contracture ; dans ces cas des excitants mécaniques ou autres tendent à exagérer la raideur. Mais ces variations ne se produisent que dans une certaine catégorie de cas (contracture spasmodique).

Si l'élasticité du muscle est respectée, elle est du moins très diminuée, et les tentatives d'allongement ou de raccourcissement du muscle sont également pénibles. La résistance qu'on éprouve alors est tantôt essentiellement élastique et comparable à celle d'un ressort très dur (contracture spasmodique) ; tantôt analogue à celle d'un tissu inextensible produisant la sensation d'un obstacle insurmontable (pseudo-contracture).

Il nous faudra, du reste, revenir avec plus de détails sur cette différenciation importante, quant à ses conséquences. On n'arrive par suite que peu ou pas à modifier la position des membres qui reprennent im-

médiatement leur attitude première, quelque légère
que soit la modification qu'on leur ait imposée.

La *percussion* des muscles ne fournit aucune donnée importante ; on peut dire que la matité des muscles contracturés est plus grande encore que celle des
muscles sains en état de relâchement, conséquence
aisée à prévoir, puisque dans le premier cas les fibres
sont resserrées et l'organe plus dense. On a pratiqué
depuis longtemps déjà l'*auscultation* des muscles.
Vollaston compara le bruit produit par la contraction
de l'avant-bras, lorsque l'extrémité du doigt est appliquée contre le conduit auditif, au bruit d'une voiture
qui roule sur le pavé. Pour Erman, le bruit résultant
des contractions des masséters ressemblerait au ron-
ronnement du chat. Il serait analogue au bruit de mer
d'une coquille pour Coulloug. Helmholtz en fait un
son de résonnance de la membrane du tympan, dû
aux secousses irrégulières du muscle.

Depuis, à l'aide du stbétoscope biauriculaire et
d'un courant d'induction agissant sur un muscle de
l'avant-bras, on réussit à entendre le son d'une contraction unique. On peut en conclure que le bruit de
la contraction musculaire n'est pas en rapport avec
une intermittence régulière de l'influx nerveux, mais
dépend des trémulations causées par des variations de
force ou de distribution du stimulant.

Déjà Laennec avait appliqué l'auscultation à l'étude
des contractures et avait remarqué que les contractions involontaires produisent moins de bruit que les
autres : « Le tetanos, dit-il, et les autres spasmes toniques donnent, quelquefois, le bruit de rotation, mais
a un degré médiocre, et quelquefois même ils ne le

donnent pas du tout. Je ne l'ai pas entendu dans les muscles temporaux et les masséters chez plusieurs sujets atteints de tétanos. »

Depuis cet auteur, on s'est peu préoccupé de cette question ; cependant M. Brissaud a pu faire d'intéressantes constatations à l'aide du microphone. Il a noté, lors de ses recherches sur la contracture permanente des hémiplégiques, une différence manifeste entre le roulement régulier et sonore que produit la contraction et le son faible et inégal que donne le muscle contracturé : « Il semble, dit-il, que les fibres musculaires se contractent les unes après les autres, en se substituant les unes aux autres, en se suppléant sans cesse, les unes plus fortes, les autres plus faibles. Les observations nous ont aussi permis de conclure qu'il n'y a pas, dans les contractures anciennes de cause organique, une sorte de prédilection pour certains groupes musculaires voués invariablement à l'état spasmodique permanent. Les extenseurs et les fléchisseurs ne présentent sous ce rapport aucune différence. »

Le même auteur a recherché avec M. Regnard à déterminer par la méthode de Becquerel les conditions thermiques dans lesquelles se trouvent les muscles contracturés ; invariablement, dans l'hémiplégie du moins, on observe qu'ils sont plus froids que les muscles du côté sain, mais de quelques dixièmes de degré au plus [1].

Ces résultats seraient dus à ce que les expériences étaient pratiquées sur des malades qui venaient de marcher. De ce fait il se serait produit par suite du

1. *Société de Biologie,* janvier 1879.

travail ainsi effectué, un emmagasinement de chaleur, d'où la différence thermique en faveur du côté sain sur le côté malade. Aussi pour que les expériences aient une valeur absolue, faudrait-il explorer les muscles pendant le sommeil, c'est-à-dire dans des conditions presque irréalisables.

Un point très important de la symptomatologie des contractures est la recherche des réflexes tendineux, que nous n'approfondirons pas encore, nous réservant de revenir plus longuement sur cette question. Elle a en effet suscité de nombreux et intéressants travaux qui ont contribué pour une large part à éclaircir la pathogénie de la contracture, Nous noterons cependant, que pour tout un groupe de contractures (contracture spasmodique), les réflexes tendineux sont exagérés, et que dans une autre catégorie (pseudo-contractures) on les trouve normaux, diminués ou abolis.

En cela réside encore une différence très nettement accusée. De plus, dans ce premier groupe, l'exagération des réflexes tendineux est souvent, et pendant un temps assez long, le seul signe prémonitoire de l'invasion de la contracture.

Aussi, d'une façon générale, dans les cas de ce genre, considère-t-on, à juste titre, l'exagération des réflexes tendineux comme un phénomène du même ordre que la contracture.

Lorsque la roideur est poussée à l'extrême, l'examen de ce signe peut en être gêné, et les réflexes mêmes paraissent absents. Au contraire la contracture est-elle naissante, la percussion des tendons suffit à la provoquer ou à l'exagérer.

2

On observe presque toujours concurremment le phénomène de la trépidation spéciale qui, en tous les cas où il existe, est associé à l'exagération des réflexes tendineux.

La trépidation épileptoïde est, comme on sait, caractérisée par la production de secousses musculaires rythmiques provoquées par l'extension artificielle brusque ou soutenue des muscles correspondants. Elle est toujours d'ordre pathologique ; elle peut se montrer au pied, à la rotule, à la hanche, à la main, à la mâchoire, à l'aisselle. On la détermine en tendant brusquement et en maintenant tendus les muscles où l'on veut la produire. Pour la faire cesser, il suffit le plus souvent de mettre les muscles dans le relâchement : il existe aussi d'autres procédés, mais moins fidèles. L'anémie déterminée par l'application de la bande d'Esmarch la fait cesser, et empêche de la produire.

Elle n'a pas la même valeur au point de vue symptomatique que l'exagération des réflexes tendineux et serait peut-être de nature différente.

Les mêmes alternatives existent pour les réflexes musculaires qui ne manquent que dans une classe de faits assez restreinte.

Nous venons déjà de parler de l'emploi clinique de la bande d'Esmarch ; nous devons y revenir car son application constitue une sorte de méthode de recherche usitée à la Salpêtrière pour déceler ce qu'on appelle l'*opportunité de contracture*. Cette méthode ne donne toutefois de résultats que dans des cas particuliers.

Il suffit alors, en effet, d'appliquer la bande quelques instants autour d'un membre pour y provoquer l'apparition d'une contracture. Si toutefois on prolonge assez l'application pour déterminer l'anémie prononcée du membre, la raideur ne tarde pas à se dissiper.

Il n'y a rien de contradictoire dans ces résultats en apparence dissemblables; ils ont été du reste pour nous l'occasion d'instituer quelques expériences, qui expliquent ce fait d'allures paradoxales, et que nous relaterons ultérieurement.

La narcose chloroformique n'a d'action que sur une certaine catégorie de rigidités (contracture spasmodique) qui disparaissent complètement sous son influence, tandis que les autres (pseudo-contracture) persistent.

L'exploration électrique des muscles contracturés est possible à l'aide de divers procédés.

On a appliqué l'électro-puncture à cette étude. M. Onimus qui institua des expériences de ce genre, observa les résultats suivants. Quand on enfonce deux aiguilles en relation avec un galvanomètre dans deux muscles différents, tous deux au repos, l'aiguille du galvanomètre ne subit aucune déviation ; si l'un des muscles vient à se contracter, l'augmentation de combustion chimique qui accompagne la contraction aura pour effet de rendre ce muscle négatif par rapport à celui qui demeure au repos, et un courant s'établira qui fera dévier l'aiguille du galvanomètre. Or un muscle atteint de ce que M. Onimus nomme la contracture passive est toujours positif même par rapport à un muscle au repos. L'activité chimique est donc notablement diminuée dans le muscle atteint de contracture passive. Dans la contracture active au contraire la nutrition du muscle est beaucoup plus énergique [1].

M. C. Richet a depuis montré que ces données n'ont rien d'absolu, et n'impliquent pas les conséquences rigoureuses qu'on en a déduites. Quant aux autres réactions électriques elles ne sont pas modifiées dans la majorité des rigidités (contractures spasmodiques), mais sont presque toujours diminuées ou altérées dans les autres (pseudo-contractures).

Signes fonctionnels. — Les muscles atteints de contracture ont évidemment, d'ordinaire, perdu leur action. Toutefois l'impuissance absolue est rare au sens vrai du mot, car la limitation de la contraction, c'est-à-dire de l'action du muscle, est en rapport avec le degré de la contracture; dans beaucoup de cas toutefois, la contraction devient complètement impossible.

Malgré cela, dans certaines circonstances, il existe des mouvements involontaires dans les membres rigides, c'est ainsi par exemple qu'assez fréquemment la contracture coïncide avec l'athétose [2].

La douleur n'est presque jamais le fait de la contracture, et, quand elle existe, on la peut considérer comme un élément surajouté et indépendant. Dans certains cas, toutefois, associée à des contractures, elle joue un rôle important, et nous pouvons rappeler à ce propos les faits de coxalgie hystérique.

La contracture offre, quant à son intensité, des va-

1. Oninus. — De la différence d'action des courants induits et continus. *Journal de l'anatomie*, 1874.
2. Blocq et Blin. — Un cas d'athétose double. *Revue de médecine.*

riations considérables : depuis l'opportunité de contracture où elle n'existe pour ainsi dire qu'en puissance jusqu'à la contracture réalisée, en passant par la contracture latente, on observe tous les degrés. L'on peut voir même des variations de la contracture adulte sous l'influence de divers excitants, mais dans des cas déterminés seulement (contracture spasmodique).

CHAPITRE II

Nous autorisant des caractères que nous venons de leur constater, nous proposerons cette définition commune des contractures : *État pathologique du muscle, caractérisé par la raideur involontaire et durable.*

Cette définition nous permet d'éliminer de notre cadre diverses affections et en particulier :

Les *convulsions toniques*, qui, tout en conservant un certain degré de permanence, sont passagères, et présentent aussi des secousses successives et irrégulières.

Les *crampes* qui sont des contractions également transitoires, mais encore douloureuses par elles-mêmes ;

Les *tics*, convulsions cloniques quelquefois douloureuses, et réalisant des mouvements déterminés ;

La *catalepsie*, que caractérise l'aptitude des muscles à recevoir et à conserver un certain temps les divers degrés de contraction que leur imprime une main étrangère ;

Les *rétractions fibreuses* déterminées par des brides de tissu inodulaire et fixant les membres dans certai-

nes positions souvent analogues à celles que produi-
raient des contractures : elles succèdent du reste
parfois à celles-ci, comme complications, et nous aurons occasion de les étudier à ce point de vue ;

Les *raccourcissements par adaptation* des muscles,
déterminés par la paralysie de leurs antagonistes, et
qu'on observe par exemple dans les pieds-bots paralytiques.

Mais notre définition comprend, et en cela nous
nous écartons de la règle adoptée par la plupart des
auteurs, certaines rigidités musculaires qu'on ne
range pas d'habitude parmi les contractures, telles les
raideurs musculaires des malades atteints de maladies de Parkinson, et celles qu'on observe dans les
myopathies progressives.

Ce n'est pas sans intention que nous n'avons pas in-
troduit dans notre définition la mention du caractère
spasmodique qui accompagne ou non la raideur musculaire. Nous pensons, en effet, et déjà le seul exposé
précédent l'a fait préjuger, que le caractère suffit à
différencier complètement, cliniquement et anatomiquement, deux groupes d'états musculaires dont la
raideur est le seul lien commun.

Or, cette rigidité est, à notre avis, nosographique-
ment insuffisante à stigmatiser le syndrome, c'est un
signe banal que réalisent la plupart des altérations
fonctionnelles ou organiques du muscle.

Ainsi que nous nous proposons de le démontrer,
les contractures spasmodiques seraient, à vrai dire,
les seules qu'il serait légitime de confondre sous une
dénomination unique, parce que, possédant *même
origine*, *même mécanisme*, *même symptomatologie*,

même évolution, même traitement, elles constituent réellement un groupe naturel. Aussi forment-elles une entité séméiologique, et, par leur caractère physiologique, méritent-elles seules le nom de contractures.

Les autres rigidités non spasmodiques n'ont de commun avec les premières et entre elles que la *raideur*, mais sont essentiellement différentes du premier groupe par tous les autres caractères. Elles seraient donc, à juste titre et commodément, séparées sous le nom de pseudo-contractures, car elles représentent des états anatomiques divers du muscle.

Cette distinction sera surtout légitimée *a posteriori* par l'étude particulière que nous consacrons à chacun de ces groupes.

Toutefois, nous pouvons déjà faire ressortir les oppositions cliniques résultant de l'exposé symptomatique général précédent, ce qui nous justifiera de nous en autoriser pour les diviser tout d'abord.

Mises sous forme de tableau, ces différences seront plus saisissantes.

CONTRACTURE SPASMODIQUE	PSEUDO-CONTRACTURES
Constante exagération des réflexes tendineux. Trépidation spinale habituelle.	Pas d'exagération des réflexes tendineux : souvent, diminution ; quelquefois abolition. Pas de trépidation spinale.
Antagonistes toujours pris.	Les antagonistes pas obligatoirement pris.
Tendance à la généralisation.	Pas de tendance à la généralisation.
Début fréquent sous influence d'un traumatisme.	Traumatisme sans action sur début.
Variation d'intensité possible.	Intensité invariable.
Sensation de résistance élastique à l'examen.	Sensation de résistance plutôt fibreuse.
Disparaissent après un temps variable d'application de la bande d'Esmarch.	La bande d'Esmarch est sans action.
Se résolvent complètement pendant la narcose chloroformique.	La narcose chloroformique est sans action.
Réactions électriques normales.	Réactions électriques altérées dans quelques cas.

Déjà ces caractères différentiels cliniques sont suffisants pour établir la division que nous adoptons, et on en peut presque induire les différences anatomiques et physiologiques qui l'accentuent. C'est sans doute pour n'avoir pas fait dès l'abord cette sélection capitale, que les auteurs ont mis tant d'obscurité dans les travaux d'ensemble déjà parus sur ce sujet.

DEUXIÈME PARTIE

DE LA CONTRACTURE SPASMODIQUE

CHAPITRE PREMIER

GÉNÉRALITÉS. — CARACTÈRES CLINIQUES DE LA CONTRACTURE SPASMODIQUE.

Nous rangeons sous ce nom de contracture spasmodique, toutes les contractures qui présentent les caractères du spasme déjà signalés. Nous verrons qu'elles sont aussi *centrales, neurogènes, avec altération physiologique unique du muscle*, se distinguant par tous ces caractères génériques des pseudo-contractures qui sont elles, *périphériques, myogènes, avec altérations anatomiques diverses du muscle*.

Ce sont elles, qui par leurs caractères communs, forment un groupe homogène à physionomie déterminée, une véritable entité séméiologique, ce qui nous permettra d'en faire l'étude *en général*.

Nous allons rappeler avant tout leurs signes.

Le symptôme commun à l'aide duquel on les différenciera cliniquement tout d'abord est aussi le plus important à considérer : c'est l'exagération des réflexes tendineux. Si nous lui attribuons une valeur capitale, c'est qu'il est un phénomène de même ordre que la contracture spasmodique ; outre qu'on le retrouve dans tous les cas, les mêmes causes qui suffisent à le provoquer sont susceptibles souvent d'engendrer la contracture.

Or, on ne peut déjà ne pas en induire des conditions anatomo-pathologiques ou physiologiques communes, d'où l'analogie sur laquelle nous insistons entre ces phénomènes morbides.

Avant que d'avoir recours aux données de la physiologie expérimentale pour asseoir plus solidement ces propositions, force nous sera d'explorer encore le domaine clinique.

On s'est plus spécialement attaché à l'étude des mouvements réflexes provoqués par la percussion du tendon du triceps fémoral, à ce point que ce mode d'exploration est vulgairement connu sous le nom de *phénomène du genou*. Il est vrai, du reste, que c'est là que ce signe est plus facile à déterminer. Cependant on l'observera aussi dans tous les tendons des muscles contracturés, ou même sur le point de l'être, à condition toutefois que leur situation anatomique ne s'oppose pas à cette exploration. Et, même alors, la possibilité de faire apparaître des réflexes tendineux dans des muscles où, à l'état ordinaire, on n'arrive pas à la provoquer, est un sûr indice de leur tendance à la contracture.

Les tendons du masséter à la face, du triceps du bras, et des fléchisseurs de la main au membre supérieur, des adducteurs de la cuisse, et le tendon d'Achille, au membre inférieur sont dans ce cas.

La trépidation spasmodique du pied (phénomène du pied, clonus réflexe du pied, clonus de la cheville) tout en ne se produisant pas dans tous les cas de contracture spasmodique, n'en est pas moins un de leurs signes habituels. Elle subit des différences de degré notables ; souvent le moindre mouvement de redressement de la pointe du pied suffit pour qu'elle apparaisse ; d'autres fois, on devra pour l'obtenir fléchir avec force brusquement le pied sur la jambe, et dans certains cas enfin, répéter plusieurs fois cette manœuvre. M. Vulpian a observé que le massage des masses musculaires du mollet aide à sa production [1].

Si le clonus du pied est très intense, les oscillations spasmodiques se communiquent parfois à l'autre membre, elles peuvent même alors gagner les muscles du front et même se propager aux membres supérieurs.

Erb a montré que le muscle triceps sural pouvait présenter des phénomènes analogues sous l'influence d'un mouvement brusque imprimé à la rotule de haut en bas. On constate alors des contractions rapides de ce muscle tant que dure cette manœuvre.

Il y a longtemps que M. Bouchard a remarqué qu'on pouvait provoquer dans les membres supérieurs une trépidation analogue ; en soulevant le bras contracturé par le bout des doigts, on peut le voir agité d'oscillations rapides absolument identiques aux mouvements que nous venons de signaler dans les membres inférieurs.

Un autre caractère important des contractures spasmodiques est la participation simultanée des antagonistes. Par cela nous entendons qu'un muscle n'est jamais atteint isolément et que la rigidité frappe toujours un groupe fonctionnel. Il y aurait une exception

1. *Maladies du Système nerveux*, t. II, p. 161.

apparente à cette règle pour les sphincters, pour l'orbiculaire des paupières par exemple : mais il n'y a pas là de contradiction ; ce muscle n'a pas d'antagoniste, il suffit à remplir la fonction à laquelle il est préposé, et se trouve par suite dans des conditions spéciales. Quant aux autres, extenseurs et fléchisseurs entrent pareillement et simultanément en action, et les déformations qui résultent de la contracture sont produites par la suprématie de ceux-ci sur ceux-là ou réciproquement. Cette loi se vérifie presque expérimentalement dans les contractures provoquées, dont les caractères ne diffèrent pas sensiblement des autres spasmes.

On note aussi dans les contractures spasmodiques, lorsqu'on cherche à modifier l'attitude forcée, une sensation toute spéciale de résistance. Il semble que l'élasticité des muscles soit accrue ; et par suite, quoiqu'on arrive difficilement à vaincre cette résistance, on éprouve dans ces tentatives le sentiment d'un obstacle tout à fait particulier.

La résolution des contractures spasmodiques sous l'influence du sommeil chloroformique est, de même, un de leurs signes essentiels, à ce point qu'on peut être obligé d'avoir recours à cet artifice pour assurer le diagnostic. Toutefois pour obtenir la disparition du spasme il faudra pousser la narcose jusqu'à ses dernières limites.

La contracture spasmodique se dissipe également par le moyen de l'ischémie obtenue par l'application de la bande d'Esmarch pendant le temps suffisant. Ici nous devons donner quelques éclaircissements. M. Charcot a montré que, chez beaucoup d'hystéri-

ques, on peut provoquer l'apparition de contractures
pendant la veille, et il a proposé de désigner cette tendance sous le nom de diathèse de contracture. Or,
parmi les moyens les plus aptes à déterminer les rigidités spasmodiques, le procédé le plus sûr est la ligature faite autour d'un membre à l'aide d'un lien
élastique, de la bande d'Esmarch par exemple.

D'autre part, on sait depuis les expériences de Stenson, Volkmann, Brown-Séquard, que la ligature d'un
gros tronc artériel peut déterminer chez les animaux
des rigidités musculaires.

Ces données, en apparence contradictoires, sont faciles à concilier. — Le lien constricteur, appliqué
quelques instants sur le membre d'un sujet atteint de
la diathèse de contracture, n'agit pas par ischémie,
mais comme simple stimulant local de la tendance au
spasme, et à l'égal de tout autre excitation, pression,
tiraillement, etc... La ligature d'un gros tronc vasculaire privant tout un territoire musculaire du liquide
nourricier, le cadavérise à la longue pour ainsi dire, déterminant des troubles nutritifs de la fibre musculaire
qui se traduisent cliniquement par de la roideur, mais
roideur non spasmodique.

L'ischémie seule, peu prolongée, avant que d'avoir
occasionné des lésions organiques des muscles, les
prive de leur contractibilité, celle-ci exigeant un constant apport de sang, d'où la disparition sous cette
influence de la contracture spasmodique.

On pourrait synthétiser hypothétiquement ces
déductions, en supposant l'expérience suivante. L'application de la bande d'Esmarch est faite sur un sujet
en opportunité de contracture et laissée définitive-

ment en place. Immédiatement survient une contracture *spasmodique* du membre ; au bout de 20 minutes,
celle-ci disparaît et le membre redevient flasque ;
après 8 à 10 heures, une rigidité *non spasmodique*
s'empare du membre.

Du reste nous avons fait des expériences à ce sujet,
et aurons de ce fait occasion d'y revenir.

Quoi qu'il en soit de cette homogénéité symptomatique, on n'en rencontre pas moins les contractures
spasmodiques comme épisodes ou complications d'affections très diverses en réalité.

On les trouve dans les scléroses secondaires des-
cendantes des faisceaux latéraux consécutives à des
lésions encéphaliques, dans la sclérose latérale amyotrophique, dans l'affection que M. Charcot appelle le
tabes spasmodique, dans la sclérose en plaques dis-
séminées, dans certains cas de myélites transverses
et par compression ; souvent elles compliquent les
maladies articulaires ; elles se montrent fréquentes et
sous les formes les plus variables dans l'hystérie ; elles
caractérisent par excellence le tétanos ; l'introduction
de certains toxiques dans l'économie, et en particulier la strychnine, peut leur donner naissance ; on les
provoque expérimentalement dans quelques périodes
du grand hypnotisme... etc.

Malgré cette multiplicité occasionnelle, la contracture spasmodique, que son origine soit organique ou
dynamique, se montre dans tous ces cas avec des
caractères toujours semblables, ce qui nous a déjà
permis, au point de vue clinique, de l'isoler des signes
au milieu desquels elle apparaît.

Est-elle redevable de cette sorte de spécificité symp-

tomatique à une lésion anatomique et à un mécanisme physiologique encore identiques dans ces
diverses affections qui ne seraient alors que des raisons causales multiples et n'entameraient en aucune
façon son unité déjà établie cliniquement, c'est ce
qu'il nous reste à démontrer.

CHAPITRE II

ANATOMIE PATHOLOGIQUE DE LA CONTRACTURE
SPASMODIQUE.

Un certain nombre de contractures spasmodiques ne reconnaissent pas pour cause des lésions organiques constatables à l'examen macroscopique et même microscopique. Serons-nous dès l'abord arrêtés dans l'étude générale de l'anatomie pathologique des contractures de ce groupe par un tel obstacle?

Non ; en considérant que le syndrome contracture présente en tous les cas la même symptomatologie, ainsi qu'à cette intention nous venons de le faire voir dans le chapitre précédent, nous nous croyons autorisé à lui appliquer la même localisation anatomo-pathologique. Rien n'est plus logique en somme que de rapporter des troubles fonctionnels analogues à des lésions semblables ; de celles-ci les unes sont organiques et les autres, si l'on veut un nom, *dynamiques*.

Et, à l'appui de cette conception, n'arrive-t-il pas même que les lésions dites dynamiques, invisibles, inappréciables, se transforment en lésions organiques pondérables? Au cas particulier qui nous occupe, un fait de ce genre a été précisément rencontré.

M. Charcot a relaté, comme on sait, une observation de sclérose des cordons latéraux lors d'une autopsie de femme hystérique qui pendant sa vie avait été atteinte de contracture des quatre membres durant 14 ans.

Aussi bien cette opinion déjà exprimée par notre maître dans les termes suivants : « Cette dissemblance, dit-il, entre les maladies *sine materia* et les maladies organiques doit servir d'enseignement au pathologiste qui, derrière le syndrome commun, entrevoit une analogie de siège anatomique, et *mutatis mutandis* localise la lésion dynamique d'après les données fournies par l'examen de la lésion organique correspondante », a été brillamment exposée et démontrée par M. Grenier dans sa récente thèse de concours [1].

Quelles sont les lésions communes aux diverses affections dans lesquelles s'établit la contracture spasmodique, et qui paraissent en provoquer la manifestation ? Nous les examinerons seulement dans celles de ces maladies où elles ont été le plus démonstrativement étudiées.

A ce point de vue, l'anatomie pathologique de la contracture permanente des hémiplégiques nous occupera tout d'abord.

On sait, depuis les recherches remarquables de M. le professeur Bouchard que, si l'encéphale est atteint d'une lésion en foyer, caractérisée cliniquement par une hémiplégie durable accompagnée de contracture des membres paralysés, l'autopsie démontre l'existence d'une dégénération secondaire de la moelle

1. Grenier, Th. agrég. 1886.

épinière qui atteint la partie postérieure des cordons latéraux de cet organe [1].

Les scléroses de cet ordre sont presque toujours semblables dans leur disposition et, à ce titre, constituent d'importants éléments d'étude du faisceau pyramidal qu'elles frappent. Sans refaire à cette occasion l'anatomie topographique complète de .ce faisceau, actuellement bien connue grâce aux recherches de Türck, Flechsig, Parrot, Charcot et Pierret, force nous est toutefois en raison de la prépondérance de son rôle au point de vue qui nous intéresse, de rappeler les points essentiels de sa distribution.

Le faisceau pyramidal est formé par un groupe de fibres nerveuses qui s'étendent de la substance corticale des régions motrices aux cornes antérieures de la moelle épinière dans toute sa hauteur, en suivant un trajet bien déterminé.

Dans l'écorce, c'est au niveau du lobule paracentral, c'est-à-dire de l'extrémité supérieure des circonvolutions frontale et pariétale ascendantes qu'il naît, des grandes cellules dites géantes de cette zone ; de là, dissocié encore et peu compact, il traverse le centre ovale puis il gagne la capsule interne au niveau de laquelle il est plus cohérent, et dont il occupe la partie moyenne du segment postérieur.

Il pénètre ensuite dans le pédoncule où on le trouve dans l'étage inférieur, et se rend au-dessous des centres moteurs du bulbe. Arrivé à la limite inférieure de la moelle allongée, il se divise en deux faisceaux spinaux ; l'un appelé faisceau direct descend dans l'intérieur du cordon antérieur spinal du cordon corres-

1. *Archives générales de médecine,* 1866.

pondant, l'autre dit faisceau croisé s'entre-croise avec le faisceau correspondant de la pyramide symétrique pour gagner la partie postérieure du faisceau antéro-latéral de la moelle.

Cet entre-croisement, décussation des pyramides, est sujet à quelques variétés suivant le volume relatif des faisceaux, l'absence des faisceaux directs, ou de ceux de l'une des pyramides qui s'entre-croise alors en totalité.

Parvenu dans la moelle, le faisceau pyramidal la parcourt de haut en bas dans les régions indiquées en décroissant presque régulièrement. Ainsi est-il le plus considérable au niveau du renflement cervical, et extrêmement diminué de volume au niveau du renflement lombaire au-dessous duquel on en retrouve à peine quelques vestiges.

Quant à sa terminaison dans le névraxe lui-même, elle se ferait dans la substance grise pour la majorité des auteurs, et plus particulièrement dans les grandes cellules motrices des cornes antérieures.

Ainsi que nous l'avons dit, dans tous les cas d'hémi-plégie avec contracture on observe la sclérose de ce faisceau. La lésion part du foyer encéphalique, est descendante, et la contraction ne se produit qu'alors que la partie spinale du faisceau est affectée, c'est-à-dire quand le tractus pyramidal est atteint.

Les altérations se reconnaissent macroscopique-ment par la teinte grise, la consistance molle, et sur-tout l'atrophie de la partie dégénérée.

Au microscope on observe que les faisceaux sont envahis par du tissu conjonctif de nouvelle formation, et que la plus grande partie des tubes nerveux ont disparu en totalité, myéline et cylindre-axe.

Les parois des vaisseaux de la région sont peu altérées, on n'y constate ni épaississement, ni multiplication cellulaire. Enfin il peut persister un certain nombre de tubes nerveux dépourvus de myéline. Quant au mécanisme de la lésion, elle paraît débuter par la diapédèse des leucocythes, et la prolifération des éléments cellulaires de la névroglie, qui ensuite entameraient et absorberaient les tubes nerveux.

Une autre affection dans laquelle la contracture spasmodique joue un rôle considérable est la sclérose latérale amyotrophique (*maladie de Charcot*). Également dans ce cas, les lésions fondamentales portent sur les faisceaux pyramidaux.

Il est de règle de constater des altérations scléreuses dans une partie de l'épaisseur de ces faisceaux. A l'inspection de la moelle, on aperçoit par demi-transparence la couleur grisâtre des parties malades, en même temps qu'on remarque une certaine diminution de volume de la moelle.

Sur les coupes fraîches, le même aspect grisâtre se retrouve sur les faisceaux. La lésion va en diminuant de haut en bas, atteignant ainsi son maximum au niveau de la région cervicale, et son minimum dans la colonne lombaire. Elle est moins bien limitée que dans le cas précédent, elle atteint parfois les faisceaux de Türck et quelquefois aussi les cordons de Goll. Enfin la commissure blanche a été trouvée sclérosée. La lésion, quoique légèrement différente d'un côté à l'autre, est néanmoins symétrique.

Les caractères histologiques sont la prolifération névroglique, la disparition de la plupart des fibres nerveuses, et la présence de corps granuleux. Dans quelques cas, on observe de la périartérite, mais souvent aussi les parois vasculaires ne présentent pas d'altérations.

La contracture spasmodique est un symptôme ordinaire de la sclérose en plaques ; mais là, quoique ce signe soit rapporté à la compression exercée sur le faisceau pyramidal par le tissu interstitiel, la diffusion des lésions ne permet pas d'utiliser leur description à notre point de vue.

Il en serait tout autrement pour le tabes dorsal spasmodique, dont la contracture forme le signe capital : aussi, bien que certains auteurs aient mis en doute la réalité de cette affection, en tant du moins qu'entité morbide, nous y arrêterons-nous plus longtemps.

Rappelons qu'on doit la création de cette espèce nosologique à MM. Erb et Charcot qui en décrivirent les symptômes d'après un nombre respectable d'observations.

L'auteur allemand avait indiqué comme substratum anatomique probable de cette affection une sclérose primitive symétrique des cordons latéraux de la moelle. Mais les autopsies sont jusqu'à présent insuffisamment probantes ainsi qu'il résulte de l'examen critique suivant que nous empruntons au remarquable travail de M. Raymond : « Sur un ensemble de quatorze observations avec nécropsie, dit-il, qui réalisaient avec une fidélité plus ou moins grande le tableau qu'on a tracé du tabes spasmodique, il n'en est pas une seule qui puisse être considérée comme une preuve inattaquable que le syndrome décrit sous ce nom a pour substratum anatomique une sclérose primitive et systématique des cordons latéraux [1].

Dans deux de ces observations, la moelle a été trouvée à l'autopsie dans un état de parfaite intégrité ; les symptômes observés du vivant des malades paraissent avoir été en rapport dans l'un de ces cas avec une hydrocéphalie, dans l'autre avec une tumeur de l'isthme de l'encéphale (Schültze).

Une autre fois la sclérose des cordons latéraux constatée à l'autopsie était consécutive à une tumeur du bulbe (Schültze).

Dans deux autres cas, elle était survenue à la suite d'une myélite diffuse du segment dorsal (Strümpel, Vestphal).

Une sixième observation est un exemple de sclérose en plaques fruste qui avait évolué dans les dehors du tabes spasmodique (Besons-Pitres).

Dans une autre observation on trouva à l'autopsie des lésions spinales complètes : hydromyélie, dégénérescence systématique des cordons latéraux (Strümpell).

Une huitième observation, où on trouva à l'autopsie une dégénérescence limitée aux cordons latéraux, est sans valeur aucune parce que l'ouverture du crâne n'a pas eu lieu et que l'examen histologique de la moelle a été négligé (vons Strofela).

Dans quatre autres observations (Morgan-Dreschfeld, Hopkins, Aufrecht, Minkowski) la sclérose des cordons latéraux s'accompagnait d'altérations

---

1. Article Tabes du *Dictionnaire encyclopédique des Sciences médicales*.

minimes mais très nettes de la substance grise des cornes antérieures.

Dans une observation de Jubineau, il existait, en même temps qu'une sclérose des cordons latéraux, des lésions méningées (avec symptômes de paralysie générale) : l'examen histologique a été incomplet.

Enfin dans une douzième observation de Westphal, le caractère primitif de la dégénérescence des cordons latéraux peut également être mis en doute parce que la lésion spinale coïncidait avec un foyer de ramollissement dans le centre oval dont l'origine n'a pu être élucidée.

Mais si, de par l'analyse de ces faits, il n'existe pas de sclérose symétrique des faisceaux latéraux *primitive*, la plupart de ces relations n'en sont pas moins des exemples d'affections dans lesquelles la contracture semble liée à la lésion des faisceaux spinaux. Il importe peu du reste, à notre point de vue, puisque la localisation reste identique, que les altérarions histologiques soient, ainsi que l'a montré M. Babinski, différentes selon que la sclérose est primitive ou secondaire.

Ajoutons, de plus, que dans tous les cas de contracture spasmodique il n'existe aucune lésion anatomique appréciable des fibres musculaires.

Il peut survenir des lésions des muscles, mais par suite de complication ou à l'état de combinaison, mais jamais du fait du spasme lui-même.

On observe, cependant, aussi à titre de complication, des brides fibreuses, des épaississements des tissus fibreux périarticulaires, et des rétractions tendineuses pouvant immobiliser les membres dans la situation que leur avait imposée la contracture, alors que celle-ci elle-même a disparu. Il ne nous a pas été permis de pratiquer les dissections des cas de ce genre que nous avons observés, aussi ne pourrions-nous à leur sujet que nous livrer à des conjectures déplacées dans ce chapitre.

Nous sommes ainsi amené à constater que *dans la grande majorité des cas* la contracture est associée à des lésions du système nerveux central, et en particulier à de la sclérose du faisceau pyramidal.

Mais s'il existe une constance relative dans ces rapports de la contracture spasmodique et de la lésion spinale, engendrant avec une apparente logique l'idée d'une corrélation nécessaire, nous devons mentionner maintenant des faits absolument contradictoires.

Il existe, en effet, des observations de contracture spasmodique (je ne parle pas des contractures hystériques) avec exagération des réflexes tendineux, ou, à l'autopsie on peut constater une intégrité complète des cordons latéraux. De plus, Erb et Westphal ont publié des cas où la dégénérescence du faisceau pyramidal n'avait pas entraîné de contracture. Je citerai enfin au chapitre suivant des expériences contradictoires à l'appui.

De là suit-il que la contracture spasmodique ne soit pas une au point de vue anatomo-pathologique ? Assurément non ; la seule déduction qu'on puisse tirer de cet exposé, c'est que la contracture n'est pas, comme on l'a dit, fonction du faisceau pyramidal, quoique dans la plupart des cas ce soit par son intermédiaire qu'elle est réalisée.

Le chapitre suivant justifiera l'induction de l'unité physiologique de la contracture spasmodique, d'où son unité anatomique sinon anatomiquement constatable, réalisée par divers processus, dont l'un des plus fréquents et le mieux décelé par l'examen nécroscopique (et c'est pour cela que nous l'avons étudié), est précisément l'altération des faisceaux pyramidaux de la moelle.

CHAPITRE III

PHYSIOLOGIE PATHOLOGIQUE DE LA CONTRACTURE SPASMODIQUE

L'étude pathologique de la contracture spasmodique comporte plusieurs problèmes : il faut chercher tout d'abord à établir quelle est la nature intime du phénomène, et pénétrer ensuite le mécanisme qui lui donne naissance ; à cette dernière question se rattache l'examen plus facile de la physiologie des réflexes tendineux, qui aidera à l'élucider ; enfin complémentairement et en guise de vérification expérimentale il sera utile d'exposer les données fournies par la contracture provoquée chez les hystériques à l'état de la veille et d'hypnose.

§ 1ᵉʳ. — Étude physiologique du muscle contracturé

On sait que pour certains auteurs la contracture permanente serait le résultat de la rétraction des parties molles, et par suite d'une altération organique définitive du muscle.

L'exploration anatomique nous a déjà permis de rejeter cette manière de voir, et l'étude physiologique, tout en confirmant cette négation, autorise de plus à formuler une opinion sur le fait lui-même de la contracture spasmodique. ·

Nous avons déjà cité les remarques de M. Onimus sur l'état électrique des muscles contracturés, et avons dit que M. Ch. Richet les trouve peu fondées en raison de la multiplicité des causes qui peuvent influer sur les déviations du galvanomètre. Cet observateur en introduisant de fines aiguilles dans les muscles contracturés, pour y faire passer un courant électrique et déterminer la limite de leur excitabilité, a pu constater qu'il n'existait pour ainsi dire pas de différence entre l'excitabilité de ces muscles, et celle des muscles à l'état de relâchement [1].

De plus, l'étude de la courbe myographique des muscles contracturés montre que la fibre est encore susceptible de raccourcissement, quel que soit le degré de la contracture; par suite, le muscle n'atteint pas en se contracturant son minimum de raccourcissement.

Rappellons encore que l'application de la bande d'Esmarch prive le muscle d'une partie de son excitabilité et supprime en un temps variable de 5 à 20 minutes la contracture spasmodique. J'ai refait cette expérience pratiquée autrefois par M. Brissaud sur des contractures posthémiplégiques, en opérant et sur des malades de cette catégorie et sur des hystériques, et mes résultats ont été invariablement semblables.

Voici une de ces expériences, faite sur une hystérique dont la contracture s'était développée spontanément à la suite d'une attaque.

1. Physiologie des muscles.

EXPÉRIENCE I

Bla... 26 ans, hystéro-épileptique ovarienne hémi-anesthési-que gauche, a vu se developper depuis ce matin consécutivement à une série d'attaques, une contracture de la jambe gauche.

Le pied est en varus équin, les orteils fléchis, les muscles de la jambe sont durs, on ne peut modifier la position.

J'applique la bande d'Esmarch en la serrant assez fortement et en commençant les premiers tours à l'extrémité des orteils, jus-qu'au-dessus du genou. A ce niveau se place un lien élastique fortement serré; puis je retire la bande.

Le membre devient pâle et froid, et, au bout de 6 minutes, la rigidité a complètement disparu dans le membre exsangue, le pied a repris sa position normale, et on lui imprime facilement toutes les directions.

Le lien constricteur étant enlevé, la contracture se reproduit aussitôt et identique à ce qu'elle était avant.

Cette autre expérience démontre que non seulement l'ischémie obtenue par la bande d'Esmarch fait dispa-raître la contracture réalisée, mais de plus peut l'em-pêcher de se produire dans certaines conditions.

EXPÉRIENCE II

Louise Rich... est plongée dans la période *cataleptique* du grand hypnotisme. J'applique alors la bande d'Esmarch sur le bras droit; en commençant par l'extrémité du membre, jusqu'au-des-sus du coude.

Dès que le membre paraît exsangue, je mets la malade dans la période léthargique.

Les signes d'hyperexcitabilité neuro-musculaire caractéristi-ques de cette période ont disparu totalement dans le segment du membre supérieur droit au-dessous de la ligature : par aucun des moyens ordinaires on ne peut y déterminer de contracture.

Celle-ci est obtenue aussi facilement que d'habitude dans le bras gauche. L'excitabilité reparaît du reste aussitôt qu'on a enlevé le lien du côté ischémié.

Je ne crois pas toutefois qu'on puisse conclure de

ces faits, aussi catégoriquement que M. Brissaud, à *l'activité* du muscle contracturé, car il s'agit là d'une qualité déjà difficile à définir en a matière.

En tout cas, le muscle est constamment, lors de contracture spasmodique, *fortement élastique, et peu extensible.* — Or, il est un autre état du muscle dont ces attributs développés à un degré moins intense sont caractéristiques, c'est la *tonicité.* M. Straus a déjà formulé cette opinion : « On pourrait avec quelques auteurs, dit-il, considérer la contracture comme une exagération morbide de la tonicité normale du muscle[1] ». M. Brissaud se range à cette manière de voir et M. Raymond l'adopte dans son article « Tabes spasmodique » du *Dictionnaire encyclopédique.* C'est enfin l'opinion de M. Charcot : « Nous avons, dit-il, un paradigme physiologique de la contracture, c'est la tonicité musculaire qui persiste telle quelle d'une façon permanente non seulement dans les sphincters mais encore dans les muscles des membres, détermi- nant ainsi leur attitude moyenne[2] ».

Mais qu'est la tonicité ? C'est à vrai dire un état in- termédiaire entre la contraction et le relâchement : c'est en vertu de cette propriété qu'un muscle inséré à deux os a de la tendance à rapprocher ses inser- tions, et que les sphincters sont constamment resser- rés. Le tonus musculaire est physiquement caracté- risé, comme l'a montré M. Ch. Richet, par une dimi- nution dans la force élastique et une augmentation d'extensibilité.

---

1. *Loco citato.*

2. Guérison d'une contracture hystérique. — *Revue de l'hypnotisme,* n° 10, p. 300.

Or, le mécanisme physiologique qui régit ce phénomène est actuellement assez complètement élucidé et son exposé préparera à la conception pathogénique analogue de la contracture. Diverses expériences démontrent l'influence manifeste de la moelle et des nerfs sur la tonicité. Toutes les causes qui supprimant l'influx nerveux du muscle, le privent en même temps de sa tonicité : telles la destruction de la moelle, la section des nerfs qui se rendent au muscle, la paralysie du centre spinal par le chloroforme, des extrémités nerveuses par le curare.

Cette influence originelle se traduit-elle directement, ou par un mécanisme réflexe? la plupart des expériences sont en faveur de cette dernière hypothèse. On fait en effet disparaître la tonicité du muscle aussi bien par la section des racines postérieures (Brondgast, Rosenthal) que par celle des antérieures comme l'a montré M. Edurjew [1].

Les muscles possédant, outre les fibres nerveuses motrices qui leur donnent le mouvement, des fibres nerveuses sensitives auxquelles ils sont redevables de leur sensibilité, il s'établirait à l'état normal un courant constant (arc sensitivo-moteur) qui, partant du muscle, gagnerait la moelle pour retourner ensuite au même muscle.

§ 2. — **Mécanisme de la contracture spasmodique, opinion des auteurs**

Ainsi pourrait-on presque conclure de cette analogie de nature de la contracture spasmodique et du to-

1. *Archiv für physiologie*, 1879.

nus musculaire à un mécanisme identique, c'est-à-dire à un effet d'activité réflexe permanente. Mais une semblable induction, d'abord a besoin d'être étayée sur des faits expérimentaux, ensuite doit être applicable à l'explication de tous les cas pathologiques dans lequel apparaît le syndrome contracture.

Il pourra ressortir d'utiles enseignements de l'examen des opinions émises par quelques auteurs sur ce mécanisme de la contracture.

Je ne reviendrai pas toutefois sur les idées des anciens que j'ai déjà eu occasion de signaler plus haut avec la discrétion que mérite leur intérêt purement historique.

La théorie de Follin prête à quelques considérations intéressantes : la contraction *vraie* serait toujours passagère, pour cet observateur, et les déformations des membres occasionnées par des contractures prolongées seraient le résultat, soit de l'altération des muscles, soit de la rétraction des parties molles. La nature physiologique même de la contracture spasmodique, telle que nous venons de l'exposer, fait justice de cette théorie de laquelle cependant quelques points sont à retenir.

S'il n'est pas vrai que la contracture spasmodique soit toujours passagère, puisqu'elle peut durer sans cesse et sans trève pendant des mois et même des années, on observe parfois, lorsqu'elle se prolonge longtemps, des altérations consécutives des parties molles, mais celles-ci sont indépendantes de la contracture à l'occasion de laquelle elles se sont produites, et à la disparition de laquelle elles survivent.

Une théorie, qui a longtemps rallié tous les suffrages, attribuait la contracture à la prépondérance d'action de certains groupes musculaires sur les autres. J'ai déjà dit qu'un des caractères primordiaux de la contracture spasmodique était précisément la mise en jeu simultanée des antagonistes, mais je profiterai de l'occasion qui m'est offerte d'étudier ici ce phénomène important.

C'était une opinion ancienne que la puissance des muscles fléchisseurs l'emportait sur celle des extenseurs, puisqu'on la retrouve déjà exprimée par Bellingeri qui en donne cette bizarre explication: pour lui, les mouvements de flexion seraient dévolus au cerveau, aux cordons antérieurs de la moelle épinière et aux nerfs qui en émanent; les mouvements d'extension dépendraient du cervelet, des cordons postérieurs de l'axe médullaire et des nerfs qui en partent. L'infériorité potentielle des extenseurs résulterait de la prépondérance dynamique des parties antérieures du système nerveux central sur les parties postérieures. Cette manière de voir était très accréditée, et nul doute qu'elle n'ait inspiré au moins partiellement des recherches plus rigoureusement scientifiques et assez récentes.

Duchenne de Boulogne a montré, comme on sait, que la contraction synergique des antagonistes est nécessaire à la régularité des contractions volontaires de tel ou tel groupe de muscles.

M. Beaunis contrôla expérimentalement cette assertion. Il attache les leviers du myographe à deux muscles antérieurs de la cuisse d'un animal, et, lorsqu'il détermine la contraction de l'un de ces muscles, il constate que les deux muscles se contractent cependant simultanément. Il en est de même lors des mouvements spontanés : enfin l'ablation de l'encéphale ne modifie en rien l'expérience [1].

De là suit aussi la conception de l'existence dans la moelle de groupes cellulaires en rapport avec telle ou telle action musculaire. Or, il s'agit dans la modification actuelle de l'ancienne hypothèse de Bellingeri, de savoir si ces centres d'action sont distincts pour les fléchisseurs et les extenseurs, et s'ils sont distribués dans la moelle de telle façon que les centres de flexion soient situés dans les parties postérieures, ou encore, si les uns sont dans un étage supérieur de l'axe médullaire, les autres dans un étage inférieur.

Schutzenberger s'en rapportant à des observations cliniques pense « que les régions de la moelle d'où émanent les nerfs extenseurs de la main, sont situées plus bas que celles qui fournissent les nerfs destinés aux fléchisseurs [2] ».

Les faits cliniques ne suffisent évidemment pas à trancher catégoriquement la question, aussi a-t-on eu recours à des expériences.

M. Mendelsohnn, dans les recherches qu'il a faites sur la détermination du *temps perdu musculaire*, a observé que certains muscles extenseurs présentent un temps perdu plus grand que leurs antagonistes fléchisseurs ; outre « qu'il s'agit là, comme le remarque M. Brissaud, d'une nuance si délicate qu'on ne peut en arguer que tous les muscles de la vie animale doivent être divisés en deux groupes séparés et doués de

---

1. *Comptes rendus de l'Acad. des sciences*, 188?, p. 918.
2. Leyden. Édit. française, p. 31.

propriétés différentes[1] », il n'y a pas de preuve expérimentale de l'existence même de ces centres.

Cependant certaines expériences semblaient plus démonstratives, je veux parler de ces faits observés par Engelhtar, Poletti, Müller et Harlers sur la grenouille. Chez cet animal, la piqûre de la partie *antérieure* de la moelle (près du bulbe) provoque de brusques mouvements de *flexion* des muscles postérieurs, au contraire la piqûre de la partie *postérieure* de la moelle détermine l'immédiate *extension* de ces membres. Il paraissait donc légitime de conclure de là que chez la grenouille la partie antérieure de la moelle est le centre des mouvements de flexion, et la partie postérieure du nevraxe le centre du mouvement d'extension.

Mais M. Schiff a fait remarquer que cette interprétation n'était pas exacte, et il en donne cette explication plus plausible. La flexion des membres postérieurs, lors de la piqûre de la partie antérieure de la moelle, représenterait un mouvement de fuite ou de défense fait par l'animal sous le coup de la douleur provoquée par cette opération, et l'extension des membres lorsque l'on pique la moelle à la partie postéro-inférieure serait due à l'excitation directe des fibres radiculaires des nerfs de ces muscles dans leur trajet médullaire; il y aurait alors extension quoique tous les muscles entrent en action de par la prépondérance d'action des muscles extenseurs sur les fléchisseurs dans les membres inférieurs de cet animal.

« Ainsi, conclut M. Vulpian après avoir relaté ces

1. *Comptes rendus des travaux du laboratoire* de M. Marey (1879).

expériences, nous ne savons rien sur la distribution relative des deux groupes synergiques de cellules nerveuses destinées à provoquer la flexion des membres, et des groupes de cellules en rapport avec les mouvements d'extension [1] ».

Nous relatons pour mention seulement la théorie d'Hetzig émise à propos des contractions posthémiplégiques, que cet auteur considère comme des mouvements du côté sain, théorie en contradiction flagrante avec le développement tardif de la contracture dans ces cas, et sa persistance pendant le sommeil [2].

La dernière théorie qu'il nous reste à examiner est celle de la subordination de la contracture spasmodique aux lésions des faisceaux latéraux. Ceux-ci étant considérés comme les conducteurs des incitations motrices des centres psycho-moteurs aux centres médullaires, on pensait que leur *destruction* en un point quelconque de leur trajet amenait la *perte* du mouvement, et leur *excitation* une *exagération* de leur fonction et par suite la contracture des muscles.

Or déjà nous avons dû mentionner des faits en contradiction avec cette manière de voir : contracture sans lésion des faisceaux latéraux, altération des mêmes cordons non suivie de contractures. M. Vulpian [3] a fait des expériences intéressantes dans le but d'élucider cette question controversée.

Un chien étant chloralisé, on met sa moelle à nu au niveau des deux dernières vertèbres dorsales, et de la

---

1. *Dictionnaire encyclopédique*, art. moelle, p. 529.
2. *Archiv für Psychiatrie*, 1872, t. II.
3. *Maladies du système nerveux*, t. II.

première vertèbre lombaire. On incise ensuite la dure-mère, et l'on extirpe une certaine longueur des faisceaux latéraux des deux côtés. On constate à la suite de cette opération une paralysie flasque des membres postérieurs avec intégrité de la sensibilité.

Cette interruption dans la continuité des faisceaux latéraux ne produit donc que de la paralysie de la motilité et pas de contracture.

De même une solution de continuité entre l'encéphale et la région dorso-lombaire de la moelle ne provoque pas de contracture. Toutefois, dans ce cas, il est un point à noter, que M. F. Franck a mis en évidence [1]. Si la section des cordons latéraux n'est pas par elle-même une cause de contracture, elle en favorise le développement. Alors, par exemple, que la percussion répétée du tendon rotulien chez les chiens intacts n'aboutit jamais à la contracture, la même manœuvre, lors de section médullaire, fait apparaître des contractures durant 2 à 3 minutes environ.

Mais étant démontrée l'inanité de la section du faisceau pyramidal dans la genèse de la contracture, il était intéressant de savoir si l'irritation du même faisceau ne la ferait pas naître ! M. Vulpian s'est également proposé de résoudre cette question expérimentalement.

Pour cela, après avoir dénudé la moelle, sur des chiens chloralisés, au niveau de la dernière vertèbre dorsale et des deux premières lombaires, il cautérise sur une longueur de deux ou trois centimètres l'un des faisceaux latéraux, en dehors de la ligne d'im-

1. *Société Biologie* 1880.

plantation des racines postérieures, soit au nitrate
d'argent, soit à l'aide de l'acide chromique, soit enfin,
par le moyen d'une aiguille à tricoter chauffée au
rouge dans la flamme d'une lampe à alcool.

Il observa toujours à la suite de cette expérience
une contracture du membre postérieur se prolongeant
en général pendant un ou deux jours. Ensuite, si le
traumatisme avait été facile, l'animal se rétablissait ;
en cas contraire il se développait une paralysie dans
le membre contracturé.

Dans ces cas, la contracture paraît réellement être
sous la dépendance de l'irritation des faisceaux latéraux. En effet, après l'opération que nous venons de
rapporter, la contracture n'apparaît qu'aussitôt que
le chien commence à sortir de l'état chloralique,
c'est-à-dire deux ou trois heures après ; ce qui n'ar-
riverait pas si le spasme était le fait de l'abolition des
fonctions de ce faisceau.

De plus, la paralysie qui succède à la contracture
et se montre au moment où le faisceau latéral est
ramolli, est encore une preuve à l'appui du rôle joué
par l'irritation de ce faisceau dans la genèse de la contracture.

En dépit de la valeur de ces faits expérimentaux,
qui n'en comportent pas moins de remarquables enseignements, force nous est de considérer qu'on a
observé et publié plusieurs cas de sclérose latérale
symétrique de la moelle dans lesquels il n'existait pas
de contracture, et réciproquement.

C'est donc qu'il est des aléas dans l'interprétation
de ces résultats.

Avant que de démontrer et d'arriver enfin à la conception physiologique du mécanisme de la contracture spasmodique, il est presque indispensable d'étudier ce phénomène des réflexes tendineux, qui lui est si étroitement lié.

§ 3. — Des réflexes tendineux

L'exagération des réflexes tendineux est un des caractères spécifiques du spasme, à ce point qu'on le peut considérer comme un phénomène du même ordre que la contracture spasmodique. Si l'on doit à Erb[1] et à Westphal[2] les premières études sur le *signe du tendon*, il est juste de rappeler que dix ans avant MM. Charcot et Vulpian avaient appelé l'attention sur un fait du même genre, le *phénomène du pied*.

Depuis les réflexes tendineux ont donné lieu à de nombreux travaux que nous aurons occasion de signaler, recherches faites dans deux directions selon que leurs auteurs tentaient de démontrer que les mouvements provoqués par le choc du tendon étaient dus à l'excitation des tendons et de nature réflexe (opinion d'Erb) ou bien consécutifs à l'excitation du muscle directe et non réflexe (opinion de Westphal).

On sait que le mouvement provoqué par la percussion du tendon rotulien est un phénomène normal qui fait rarement défaut sur les individus sains où il ne subit que de très légères variations au point de vue

1. Erb. Ueber Schneu-Reflexe bei Gesunden und Ruckenmarks Krauken (*Archiv. für Psychiatrie*, t. V. 1875).

2. Westphal, Ueber einigen Bevegungstörungen und Gelaniten Gliedern (*Archiv. für Psychiatrie*, t. V, 1875).

de l'étendue du mouvement et du plus ou moins de facilité avec laquelle on le fait naître.

Lors d'états pathologiques, le phénomène du genou se modifie habituellement, et alors ou bien il devient faible et disparaît, ou bien il s'exagère.

Dans ce dernier cas qui nous intéresse plus spécialement, le moindre choc du tendon est immédiatement suivi d'un mouvement brusque, ample, qu'on a comparé au mouvement de ressort d'une montre; j'ai dit que cette exagération était manifeste dans tous les cas où il s'agit d'une affection engendrant la tendance spasmodique.

Nous connaissons les divergences d'opinion si tranchées d'Erb et de Westphall : actuellement la majorité de physiologistes se range à la manière de voir de ce dernier; je relaterai toutefois les expériences et les démonstrations qu'on a fait valoir de part et d'autre.

Il y a lieu avant tout de se demander si les tendons sont sensibles, puisqu'en somme leur impressionnabilité est la première condition de l'acte réflexe. Quoique la preuve anatomique de cette sensibilité ait été faite par M. Sappey, il est cependant nécessaire d'avoir recours au contrôle expérimental pour connaître les degrés de cette condition.

Or l'observation peu approfondie va précisément à l'encontre de l'existence de cette sensibilité: si l'on met à nu le tendon d'Achille chez un chien, on peut le piquer et le brûler sans que l'animal accuse aucune douleur.

Il existe cependant de la sensibilité mais à un faible degré; on la développe en effet et on la met alors aisément en évidence par l'inflammation. C'est ainsi qu'en appliquant sur le tendon dénudé du même animal une pommade vésicante, l'organe ne tarde pas, comme Flourens l'a démontré, à acquérir une extrême sensibilité, et si l'on vient alors à pincer, même légèrement, le tendon ainsi enflammé, l'animal pousse des cris aigus, et paraît souffrir énormément.

De plus il est notoire que la percussion des tendons développe ordinairement une sensation toute spéciale qui peut arriver à la douleur dans certains cas d'affection médullaire. Enfin M. Vulpian a constaté que si l'on excite mécaniquement ou électriquement le tendon d'Achille dénudé chez un chien curarisé, on observe de la dilatation de la pupille.

Donc, excitation d'une sensibilité spéciale suivie immédiatement d'une réaction motrice, tel se présente ce phénomène, avec les caractères déjà probables d'un acte réflexe.

En admettant que le seul tiraillement du muscle est la cause de sa contraction on expliquera difficilement qu'il ne se produise pas alors une contraction seulement locale. A ce propos M. A. Bloch [1] a institué l'expérience suivante : Il enregistre le gonflement musculaire sur le droit antérieur de la cuisse de l'homme en deux points de sa longueur pour calculer la vitesse avec laquelle se propage l'onde musculaire. Lorsqu'il percute dans ces conditions le tendon rotulien, surtout si les circontances sont favorables à la production du réflexe, les gonflements se font simultanément dans les deux points, ce qui prouve que le muscle entre en contraction dans sa totalité. C'est là évidemment un

1. *Journal d'anatomie et physiologie*, 1885.

argument de valeur, dans le sens de l'explication du
phénomène par action réflexe, car s'il s'agissait d'excitation directe des fibres inférieures du muscle, on
devrait constater un retard dans la contraction des
régions éloignées de la rotule [1].

Des expériences de Orchanski sur l'influence du
travail et de la fatigue sur l'irritabilité des muscles et
des nerfs et sur les réflexes tendineux, montrent qu'au
début du travail ceux-ci s'exagèrent, puis ils s'affai-
blissent : de plus, dès qu'ils commencent à faiblir, leur
diminution progresse si rapidement qu'avec la fatigue
ils peuvent même disparaître, mais ils réapparaissent
rapidement. Ces expériences constitueraient à la ri-
gueur un argument en faveur de la théorie de Westphal puisqu'en ces cas l'état des reflexes serait lié aux
changements dans le muscle en travail.

On a donc cherché par d'autres méthodes à vérifier
la réflectivité du phénomène. M. Burckhardt en com-
parant le temps qui s'écoule entre la percursion du
tendon et la contraction du muscle, avec l'intervalle
qui sépare une excitation du tégument du mouvement
réflexe correspondant, trouva dans le premier cas une
durée moindre.

Les conclusions de Rehirien qui expérimenta dans
le même sens furent analogues. M. Brissaud fit des
constatations semblables, mais observa de plus que ce
temps variait si l'on multipliait les excitations. Il re-
marqua, de plus, que sous l'influence du choc on note
deux contractions successives du triceps ; la première
immédiate plus faible, due sans doute à l'excitation
directe du muscle, la seconde consécutive de nature

. Vrasch, n° 3, 1884.

réflexe. Eulenburg a conformé ces recherches.

D'autres auteurs ont cherché à déterminer si le temps écoulé entre le moment du choc sur le tendon rotulien et celui où se produit la contraction du triceps fémoral est assez long pour permettre d'assigner au phénomène une origine réflexe.

Pour M. Vallet d'abord, ce temps n'est pas suffisant; ensuite le temps qui s'écoule entre la percussion du tendon d'Achille et la contraction du biceps sural d'une part, et celui qui sépare le choc du tendon rotulien de la contraction du triceps fémoral d'autre part, seraient égaux. Or pour admettre la nature réflexe du phénomène il devrait y avoir une différence. Cet auteur admet du reste comme éléments de ces contractures directes une augmentation du tonus musculaire liée à un état morbide de la moelle.

Warren P. Lombart [1], au cours de recherches analogues, a constaté aussi que ce temps n'équivaut qu'au quart du temps nécessaire pour la production du réflexe cutané du genou, et excède un peu celui qui entraîne la contraction du triceps par excitation électrique directe. Il est probable qu'à la première impulsion communiquée au muscle par le choc du tendon, s'en ajoute une autre de nature réflexe dont la conséquence serait d'accroître le degré de contraction du triceps. Et alors dans les conditions normales cette action secondaire serait plus ou moins négligeable.

Mais, en opposition avec ces faits, on constate en faveur de la nature réflexe du phénomène, non seulement qu'il y a contraction simultanée du muscle et

1. Amorie. *Journ. of. médic. sciences* (Jano 87).

des antagonistes, mais encore dans quelques cas contraction du triceps du côté opposé.

Enfin certaines expériences sur les animaux sont tout à fait démonstratives. La section du nerf crural sur des lapins, pratiquée tout d'abord par Schultze et Furbringer[1] empêche le phénomène de se produire, ce qui démontre le rôle essentiel joué par l'innervation ; de même la curarisation de l'animal fait disparaître les réflexes rotuliens.

La section du nerf sciatique au contraire, ainsi que l'a montré Tchirien, exagère les réflexes sans doute en paralysant les antagonistes, ce qui serait une action indirecte.

M. Prévost[2] à l'exemple de M. Senator et de M. Voroschiloff, a pratiqué des sections médullaires chez des lapins et a constaté à la suite l'exagération des mouvements lors de la percussion du tendon. De plus, il a vu le phénomène du genou s'exagérer quelques secondes, puis disparaître complètement lors de la compression de l'aorte, ce qui ne peut s'expliquer qu'en supposant à ce phénomène une origine réflexe.

De même, lors d'expériences de ligature de l'aorte que j'aurai à relater plus loin, j'ai pu constater au bout de peu de temps la disparition des réflexes tendineux chez les lapins dans les membres postérieurs ainsi ischémiés.

Enfin, la chloroformisation abolit, la strychnisation exagère les mouvements provoqués par le choc des tendons.

1. *Centralblatt für*, D. M. W. 1875, p. 929.
2. *Revue de la Suisse romande*, Genève, 1885. Contributions à l'étude des phénomènes nommés réflexes tendineux.

Il ne semblera plus douteux après cette accumulation de preuves, que ce phénomène soit un acte réflexe ; mais on peut se demander quel est le point de départ de l'arc diastaltique, le tendon ou le muscle ?

La sensibilité du muscle quoique relativement obtuse, est cependant plus vive que celle du tendon. Quoi qu'il en soit, il paraît certain que c'est l'excitation du tendon lui-même qui provoque la contraction. En effet, la percussion du tibia, la jambe fléchie, ne suffit pas à déterminer de mouvements ; de plus, la jambe étant étendue, le choc du tendon qui se transmet alors à peine au muscle aboutit cependant à sa contraction.

M. Senator trouve l'explication de cette particularité dans la disposition des terminaisons nerveuses dans les tendons, décrites par Golgi[1]. Ce dernier auteur distingue deux sortes de terminaisons. Les premières sont figurées par des organes musculo-tendineux qui siègent à l'union du muscle et du tendon ; les secondes sont représentées par de petits corps arrondis tout à fait comparables aux boutons terminaux des nerfs de la conjonctive, et occupant la surface des tendons. Les premiers sont des organes fusiformes dont une des pointes est en rapport avec une fibre musculaire tandis que l'autre se confond avec les faisceaux tendineux ; ce sont eux que le choc pourrait exciter.

Quant au *phénomène du pied*, M. Vulpian lui a toujours reconnu un mécanisme réflexe. La flexion du pied sur la jambe distendrait les muscles extenseurs, d'où irritation des fibres nerveuses sensitives de ces muscles ; l'irritation ainsi développée serait transmise à

1. *Annal. in Centralblatt für med.*, W. 1879.

la moelle et y provoquerait une excitation motrice.

Pour terminer ce qui a trait aux réflexes tendineux, et y indiquer aussi ce qui nous peut instruire dans le mécanisme de la contracture, il nous reste à mentionner ces faits si intéressants d'influence inhibitoire découverts, depuis longtemps déjà, par M. Brown-Séquard.

Parfois, la flexion du gros orteil opérée brusquement diminue ou suspend la contraction tono-spasmodique du membre inférieur. De même le pincement de la peau du dos du pied ou du gros orteil peut arrêter le tremblement spasmodique d'un membre inférieur. Enfin, la compression du nerf sciatique (Nothnagel) arrête le phénomène du genou.

On a pu provoquer expérimentalement chez les animaux des actions d'arrêt de manifestations réflexes, qui rendent compte de ces phénomènes.

§ 4. — Théorie de la contracture spasmodique

L'exposé des faits précédents nous a, dès à présent, permis d'établir des notions suffisantes pour autoriser une induction sur le mécanisme de la contracture spasmodique.

Il ressort déjà de ces données que si dans beaucoup de cas l'acte pathologique dont nous parlons est lié à des lésions irritatives du faisceau pyramidal de la moelle, il existe aussi d'autres cas où il n'en est pas ainsi. Il n'y a pas là de condition anatomo-pathologique nécessaire.

De plus, ce faisceau peut être atteint sans que la contracture s'ensuive inévitablement.

Nous avons longuement insisté sur l'analogie physiologique de l'élat de tonicilé et de l'élat de contracture ; nous avons aussi montré la connexilé de la contracture et du phénomène du genou.

Nous avons affirmé la nature réflexe et du tonus, et du signe du tendon.

Ainsi pourrions-nous penser que le syndrome contracture est lui aussi, en raison de ces analogies, un phénomène de nature réflexe, et par suite sous la seule dépendance de l'éréthisme morbide des cellules des cornes antérieures de la substance grise de la moelle.

D'autant que l'analyse des phénomènes spasmodiques qui sont déterminés par l'empoisonnement par la strychnine, vient encore à l'appui de cette hypothèse.

Sous l'influence de la strychnisation à dose suffisante, il se produit des contractures passagères exagérant les diverses attitudes des membres : on trouve en même temps une augmentation manifeste des réflexes tendineux ; il y a en somme stimulation du pouvoir réflexe de la moelle épinière ; et les conséquences cliniques les plus évidentes de l'intoxication sont les contractures.

Or l'induction proposée n'est autre que la théorie générale professée par M. Charcot et admise par Vulpian. La cause fondamentale de la contracture spasmodique serait l'excitation — lésion purement dynamique c'est-à-dire ne correspondant à aucune modification anatomique appréciable — des cellules motrices des cornes antérieures de la moelle, « l'irritation » de ces éléments, analogue à celle que produit la strychnine mais plus durable.

Il ne s'agirait pas de la destruction de ces éléments
auquel cas — la sclérose latérale amyotrophique en
est un excellent exemple — la contracture, même si

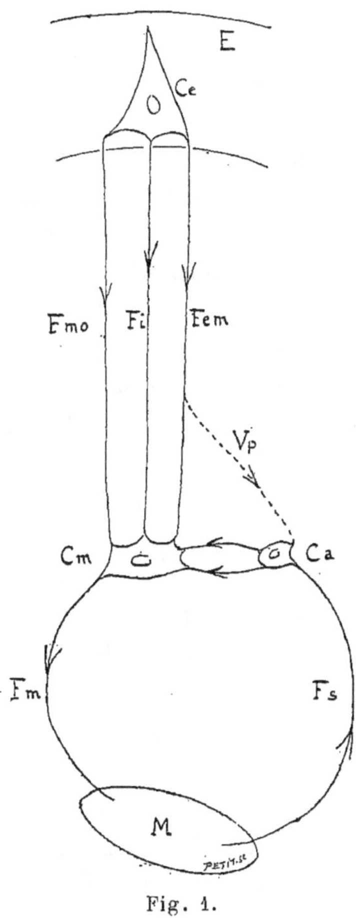

Fig. 1.

elle était apparue antérieurement, disparaîtrait ; mais
de leur hyperexcitabilité seulement. En pareil cas, si
la suractivité de la substance grise était peu accusée,
on observerait seulement l'exaltation des réflexes

tendineux ; si elle le devenait plus, la contracture spasmodique serait réalisée.

Ainsi y aurait-il identité de résultats entre le strichnisme expérimental et le *strichnisme spontané* comme qualifie ingénieusement M. Charcot l'état dynamique des cellules des cornes antérieures dans ces cas.

Mais, en admettant cette induction, comment les diverses affections où se montre la contracture spasmodique parviennent-elles à engendrer la même irritation permanente des éléments médullaires ?

Le schéma figuré ici (voir fig. 1) permettra de comprendre plus aisément la théorie proposée. Les divers éléments qui entrent en jeu sont : 1° les cellules des cornes antérieures Cm, les cellules des cornes postérieures Ca de la moelle, les cellules motrices de l'écorce cérébrale, et le muscle M ; 2° les fibres qui relient ces éléments entre eux : le faisceau pyramidal représenté par trois lignes Fmo fibres motrices, Fi fibres inhibitoires, Fem fibres excito-motrices, enfin le nerf sensitif Fs et centrifuge Fm. Une ligne pointillée Vp indique le rapport pathologique qui peut s'établir entre le faisceau pyramidal et les cellules de la corne postérieure.

Supposons d'abord le cas le plus simple : seul le degré d'excitabilité des cellules motrices est exagéré ; l'excitation normale de Fs qui, à l'état ordinaire, produirait un réflexe normal, aboutira, étant donnée l'irritabilité de Cm, à un reflexe exagéré.

Et si cette hyperexcitabilité des cellules est portée à son summum, par la même excitation on obtiendra la contracture. Cette atteinte directe primitive des cellules des cornes antérieures paraît être déterminée par le strychnisme en particulier.

Mais l'irritation des éléments de la substance grise peut n'être que secondaire, et c'est alors qu'entrent en jeu, pour la réaliser, les diverses fibres commissurales qui unissent ces cellules au cerveau et aux muscles, et représentées d'une part, du côté périphérique, par les nerfs centripètes sensitifs, d'autre part, du côté central, par les fibres du faisceau pyramidal.

On concevra aisément et sans qu'il soit besoin d'insister, qu'une excitation prolongée des nerfs sensitifs centripètes développe par continuité l'éréthisme spasmogène de la substance grise ; le phénomène est simple et presque assimilable dès lors au point de vue physiologique au mécanisme précédent. C'est apparemment par ce procédé que sont engendrées les contractures spasmodiques d'origine articulaire, par exemple.

Mais l'action, démontrée expérimentalement, du faisceau pyramidal, est plus complexe. Il s'agit de savoir si, dans le cas d'irritation de ce faisceau déterminant la contracture, l'irritation des cellules de la corne antérieure est produite directement ou par l'intermédiaire de relations anormalement créées entre ce faisceau et la corne postérieure, puisqu'en somme, dans le cas d'une action directe, il n'existerait pas de fibres représentant la portion sensitive d'un arc réflexe.

Sont-ce les fibres motrices directes Fm du faisceau pyramidal? M. Brissaud admet cette action directe par continuité de ces fibres. « Tout démontre, dit-il, que le faisceau pyramidal a, pour ainsi dire, comme objectif fonctionnel les cellules des cornes antérieures de la moelle. Il n'a même d'action que sur elles et par elles..... La sclérose de ce faisceau doit donc retentir fatalement sur les cellules des cornes antérieures. »

Or ce n'est pas là ce qu'on observe toujours, puisque nous avons vu que la sclérose des faisceaux latéraux ne se complique pas *constamment* d'un état de contracture spasmodique des muscles des membres innervés par la partie sclérosée de la moelle. L'objection est capitale et suffit, à notre avis, à faire abandonner la théorie mentionnée.

Sont-ce les fibres excito-motrices Fem, qui existent aussi dans le faisceau pyramidal, et qu'on pourrait peut-être accuser avec plus de raison : mais contrairement à cette manière de voir il arrive que dans le tabes dorsal, la sclérose des cordons postérieurs empiète très fréquemment sur cette partie des faisceaux latéraux, et que la contracture n'existe presque jamais dans cette affection.

L'hypothèse la plus plausible, d'accord non seulement avec l'inconstance de la survenance de contracture dans le cas de sclérose des faisceaux latéraux, mais rendant également compte de la nature évidemment réflexe de la contracture en tous les cas, est celle qu'a formulée Vulpian dans les termes suivants : « Les contractures de la sclérose latérale se produisent suivant toute probabilité par mécanisme réflexe. Dans le cas où l'irritation des faisceaux latéraux se propage aux éléments excito-moteurs ou sensitifs des cornes postérieures, l'excitation persistante de ces éléments met en jeu d'une façon continue l'activité de certains groupes de cellules des cornes antérieures et provoque ainsi des contractions toniques des muscles animés par les nerfs qui naissent de ces cellules [1]. » Cette voie est indiquée sur le schéma par la ligne Vp. Un mécanisme de ce genre est applicable à l'interprétation de la plupart des affections spinales avec lésion des cordons latéraux, sclérose latérale amyotrophique, sclérose en plaques ; ou cérébrales avec dégénération des mêmes faisceaux, dans lesquelles on observe la contracture spasmodique.

Mais l'hyperexcitabilité des cellules des cornes antérieures peut encore être le fait d'un autre mécanisme. Il existe, en effet, aussi dans le faisceau pyramidal un groupe de fibres Fi servant à l'inhibition. Leur action est facile à interpréter dans la production de la contracture. On conçoit en effet que le défaut d'action inhibitrice cérébrale réalise l'exaltation des cellules motrices, d'où l'augmentation de la tonicité et la provocation facile de la contracture. On s'explique aussi que certaines contractures puissent disparaître brusquement par l'excitation de ce faisceau.

Il est admissible que ce mécanisme régisse la contracture hystérique : on comprendrait ainsi l'influence des traumatismes, des émotions et des suggestions qui jouent dans ces cas un rôle si important.

En somme, s'il existe plusieurs excitations correspondant aux diverses affections dans lesquelles se rencontre la contracture spasmodique, celles-ci mettent en jeu une activité toujours la même, de sorte que n'en subsiste pas moins ce fait primordial,

---

1. *Maladies du système nerveux*, t. II.

qui donne aux points de vue anatomique et physiologique un caractère d'entité à la contracture, d'être en tous cas sous la dépendance immédiate de l'éréthisme des cellules motrices des cornes antérieures de la moelle, quel que soit l'agent provocateur de cette hyperexcitabilité.

En résumé, la contracture spasmodique traduit cliniquement l'irritation des cellules motrices, et les variétés pathologiques dans lesquelles elle apparaît, sont réductibles à quelques processus déterminant cette hyperexcitabilité.

Les cellules motrices peuvent être irritées *directement* par un toxique, tel que la noix vomique par exemple, ou bien leur suractivité est directement encore occasionnée par le défaut de l'action inhibitrice cérébrale.

D'autre part, l'éréthisme des mêmes éléments peut être provoqué *indirectement* par la voie des cellules æsthésodiques, celles-ci étant sollicitées soit par les nerfs périphériques sensitifs, portion centripète des arcs musculaires réflexes, soit par des relations pathologiquement créées entre les fibres du faisceau pyramidal et les mêmes cellules : ce mécanisme est également réflexe dans ces deux cas.

Nous figurons ces diverses modalités dans lesquelles rentrent tous les modes de la contracture spasmodique dans le tableau suivant :

| Irritation des cellules motrices | produite directement | par excitation
par absence d'inhibition . |
| | produite indirectement | par voie phériphérique
par voie centrale. |

Ainsi, qu'elle se rencontre en différentes affections, procède de diverses lésions, reconnaisse plusieurs mécanismes, la contracture spasmodique n'en offre pas moins aux points de vue clinique, anatomique et physiologique, une unité fondamentale, assez justifiée dès à présent pour permettre de la considérer comme une *entité* morbide.

§ 5. — Contractures provoquées.

Pour compléter l'aperçu physiologique précédent, j'ai cru devoir présenter ici quelques observations sur la contracture provoquée, que l'on peut considérer à juste titre comme constituant une sorte d'étude expérimentale à l'appui.

M. Charcot a depuis longtemps montré que, par différentes manœuvres, on pouvait provoquer des contractures chez les hystériques à l'état de veille, et il a appelé « *Diathèse de contractures* » la tendance spasmodique présentée par ces malades [1], dans ces cas.

Les procédés à l'aide desquels on produit ces contractures artificielles sont nombreux : la pression des masses musculaires, le tiraillement du membre, la percussion des tendons, la faradisation, l'application d'un diapason en vibration sur les tendons ou sur le muscle lui-même, enfin, et ce serait là le moyen le plus efficace, l'application d'un lien élastique les réalisent.

Par l'un quelconque de ces artifices, on détermine la contracture chez les hystériques hémianesthési-

---

1. Charcot. *Leçons sur les maladies du système nerveux*, t. III.

ques, assez habituellement du côté anesthésié, mais non exclusivement de ce côté ; les parties sensibles sont assez souvent contracturables aussi, mais d'ordinaire à un moindre degré.

Ajoutons que cette opportunité de contracture constitue un *stigmate* hystérique, en ce sens qu'on ne retrouve rien de semblable chez les sujets sains, et qu'il est assez fréquent de la rencontrer associée à plus ou moins d'autres signes d'hystérie.

Mais je ne considérerai ici que les enseignements qu'on peut tirer de l'étude de ces contractures au point de vue physiologique.

Le phénomène se produit brusquement sous l'une des influences précédemment énumérées et atteint d'emblée son summum ; lorsqu'on a eu recours à la ligature élastique pour le provoquer, d'habitude la roideur apparaît et se limite à la partie du membre située au-dessous, mais d'autres fois elle peut non seulement gagner le membre entier mais encore se généraliser à tous les membres. Cette généralisation de la rigidité démontre évidemment qu'il s'agit là d'un phénomène central, sinon spinal.

Dans quelques cas, la contracture produite par le lien circulaire cesse dès que celui-ci est enlevé, mais il est loin d'en être ainsi habituellement, et pour faire disparaître la raideur artificiellement produite, on a recours à des frictions opérées sur le membre au niveau des antagonistes des muscles dont l'action predomine. Il s'agit là d'un phénomène d'inhibition qui refreint l'excitabilité des cellules motrices.

M. Charcot insiste sur ce point que la contracture provoquée est, dans un membre, d'autant plus accentuée et d'autant plus durable, après la cessation de l'action de l'agent provocateur, que l'expérience a été plus souvent répétée et plus longtemps prolongée. Il semble y avoir là une ébauche d'organisation d'un centre fonctionel, analogue à un phénomène d'éducation, qui exige la participation des centres nerveux.

On note aussi, lorsqu'on détermine la contracture par pression sur les masses musculaires, que, plus cette pression est accusée, plus la contracture s'exagère. Cette contracture est bien du genre spasmodique et on constate expérimentalement pour ainsi dire le jeu des antagonistes. Si par exemple on imprime à la main un violent mouvement d'extension, on tiraille de cette façon les muscles fléchisseurs, excitation suffisante chez le sujet en diathèse de contracture pour produire la rigidité, et on relâche les muscles extenseurs; mais malgré que l'excitation ait porté sur les fléchisseurs la main se contracture en extension forcée, et on s'assure aisément que fléchisseurs et extenseurs participent également au maintien de l'extrémité supérieure dans sa position anormale. Le même phénomène se produit inversement si l'on fléchit fortement la main : le tiraillement des extenseurs aboutissant à une contracture en flexion du membre. Cette apparence paradoxale due à la participation des antagonistes se conçoit, en admettant l'excitabilité de toute une région spinale dont les divers centres sont reliés entre eux.

Disons enfin que si après avoir produit la contracture d'un membre par l'application de la bande d'Esmarch, on laisse cette bande en place un temps suffisant, la rigidité finit par disparaître lorsque l'ischémie est assez prononcée : le lien n'agit donc que par excitation des parties périphériques.

Dans tous les cas, du reste, on voit qu'il s'agit d'un mécanisme réflexe, l'excitation périphérique provoquant, de la part d'un centre exalté, une réaction motrice exagérée : brusquerie du début, cessation immédiate, tendance à la généralisation, rapport entre l'intensité de l'excitation et celle de la réaction, mise en jeu d'un groupe fonctionnel de muscles, sont des caractères suffisamment démonstratifs de l'intervention centrale.

C'est le lieu de rappeler aussi en quelques mots les caractères des contractions provoquées artificiellement dans l'état de grand hypnotisme.

Dans la période léthargique, on produit des contractures par des procédés analogues à ceux qu'on employe à l'état de veille, choc brusque et fort ou répété des tendons, percussion des masses musculaires, etc. Les rigidités offrent les mêmes caractères qu'à l'état de veille mais plus accusées encore.

Aussi il existe alors plus d'intensité dans la raideur et plus de tendance à la généralisation. Au surplus, tout ce que j'ai dit précédemment des contractures artificielles, signes et interprétation pathogénique, leur est appliquable.

Dans la période somnambulique du grand hypnotisme au contraire, on note quelques différences. D'abord les procédés susceptibles de réaliser la rigidité sont différents ; alors que, dans la léthargie, on employait des chocs ou des malaxations, dans l'état somnambulique ces moyens n'aboutissent pas, et le souf-

fle ou le frôlement de la peau suffisent. La même excitation cutanée légère la fait disparaître. La roideur
est aussi moins intense que celle de la contracture
léthargique.

En raison de ces différences et aussi de l'état céré-
bral spécial dans lequel se trouve le sujet dans cette
phase du sommeil, on a pensé qu'il y avait, dans ce
cas, une intervention plus active de l'écorce cérébrale

Quoi qu'il en soit, les expériences de ce genre non
seulement ont aidé à la vérification expérimentale de
quelques signes de la contracture spasmodique (participation des antagonistes, généralisation.. etc.), mais
encore ont permis de comprendre le mécanisme de
cette intéressante catégorie de contractures que
M. Charcot a fait connaître sous le nom de contractures psychiques.

CHAPITRE IV

DES CONTRACTURES SPASMODIQUES D'ORIGINE ARTICU-
LAIRE.

J'abandonne momentanément dans ce chapitre l'étude de la contracture spasmodique en général pour tracer, à titre d'exemple, l'histoire des contractures d'origine articulaire en particulier. On s'étonnera que dans ce but j'ai choisi précisément ce groupe; il ne représente pas en effet le type le plus caractéristique de la contracture spasmodique, type que l'on trouverait mieux défini dans l'hystérie ou dans la sclérose latérale amyotrophique.

Mais les contractures d'origine articulaire offrent encore quelques particularités, sinon obscures du moins peu vulgarisées, dont l'étude présente par suite un certain intérêt, et c'est cette considération qui a motivé leur choix.

Il nous eut semblé non seulement banal, mais encore inutile d'indiquer le tableau spécial de chaque variété de contracture spasmodique, car nous n'aurions pu produire ainsi qu'un extrait plus ou moins complet des descriptions classiques.

Aussi, étant admise la nécessité d'intercaler dans

cette étude générale l'aperçu d'un type en particulier, dans la sélection que nous nous sommes imposée, avons nous subordonné notre choix à cette seule préoccupation.

Or, ce que M. Brissaud disait en 1880, au sujet des contractions d'origines articulaires, est maintenant encore relativement vrai : « De longue date ce genre de contracture a été signalé ; les plus anciens chirurgiens en ont fait mention, mais il faut arriver jusqu'à ces dernières années pour voir leur signification pathologique estimée à sa juste valeur. Duchenne de Boulogne, dans son traité de l'*Électrisation localisée*, a encore consacré un chapitre entier aux contractures réflexes ascendantes par traumatisme articulaire, et cependant ce genre de contractures n'a jamais été bien minutieusement décrit ; si tous les chirurgiens la connaissent, il en est peu qui en aient fait l'histoire étiologique et il n'y a pas longtemps qu'on les a qualifiées de réflexes et qu'elles ont été l'objet d'études spéciales. [1] »

De plus, j'ai tenu à décrire de préférence les contractures d'origine articulaire, parce que certains faits de leur histoire serviront à aborder avec plus de facilité un point particulier de la description de la contracture spasmodique en général, point relatif à son évolution, que je mettrai spécialement en lumière, je veux parler de sa complication par des rétractions fibro-tendineuses.

Parmi les phénomènes nerveux qui dépendent des lésions des articulations, les amyotrophies sont les plus fréquents, et ont surtout provoqué les recherches

1. *Loco citato.*

des observateurs au point de vue étiologique. Toutefois M. Charcot a dès longtemps insisté sur les contractures de même origine, et surtout sur le rôle qu'elles jouent dans la pathogénie des déformations qu'il a décrites dans le rhumatisme noueux.

Au surplus, ce que nous savons de l'intervention des cellules des cornes antérieures de la substance grise de la moelle dans la genèse des contractures d'une part, ce que nous savons aussi de l'influence trophique de ces éléments d'autre part, nous indique clairement que, dans ces cas, contracture et amyotrophie correspondent à des degrés seulement d'altération des mêmes éléments anatomiques, d'où le lien qui unit ces deux ordres de lésions. Quoique les contractures d'origine articulaire forment un groupe homogène, on en peut distinguer quelques variétés. Telle la suivante dont la pathogénie paraît intéressante, et qui est plus connue, assurément, du chirurgien que du médecin, on la pourrait désigner sous le nom de *spasme de défense*. Lorsqu'une articulation est malade et douloureuse et que l'on cherche à y provoquer des mouvements, les muscles de l'article entre involontairement en contraction et donnent au membre une attitude déterminée. Il n'existe pas là encore de contracture à proprement parler, mais il n'est pas rare que la contraction involontaire, de passagère, une devienne permanente, acquérant alors le caractère de la contracture.

Dans les phénomènes précités, on assiste en quelque sorte à l'ébauche de la contracture. L'intérêt de ces faits, non encore classés, est qu'ils montrent avec la plus grande netteté la nature réflexe du spasme, que d'autre part, le point de départ de cet acte est assez particulier, et permet de comprendre que la contracture résultante sera de forme un peu différente des cas habituels où l'origine du réflexe paraît résider dans la sensation douloureuse continue elle-même

Dans les traumatismes des articulations et dans les arthrites aiguës, la contracture vraie est rare, mais on observe assez ordinairement la tendance spasmodique, l'éréthisme spécial étant décelé par l'exagération des réflexes tendineux. Cependant la contracture a été notée par les auteurs dans les cas de ce genre : « La position que le membre a prise pour éviter les douleurs, dit le professeur Duplay dans son traité, est dans certains cas maintenue par une sorte de contracture musculaire qui s'exaspère lorsqu'on fait redresser la jointure et qui est quelquefois tellement violente que l'on pourrait croire à une ankylose [1]. »

Dans les arthropathies chroniques au contraire, la contracture devient presque la règle, du moins à une certaine période de leur évolution. Déjà, à propos des tumeurs blanches, Follin et Duplay expliquaient de cette façon l'attitude que prennent les membres : « A mesure que la maladie se prononce, on voit le membre prendre une position fixe indépendante de la volonté du malade, et qui d'une manière générale se rapproche de la demi-flexion. Bell avait imaginé, pour expliquer ces attitudes vicieuses, de dire que ce sont les malades eux-mêmes qui placent instinctivement l'articulation affectée dans le relâchement, afin de soulager ainsi leurs douleurs. Mais l'observation clinique, loin de confirmer cette hypothèse, montre que

1. Follin et Duplay, *Path. externe*. T. III, p. 7.

le plus souvent les malades souffrent d'autant plus
que l'attitude se prononce davantage et que le meilleur moyen de faire cesser les douleurs consiste à ramener de force le membre dans sa position normale.
L'explication donnée par Bonnet, qui attribue la position anormale du membre à l'épanchement considérable de liquide, ne saurait convenir aux cas, d'ailleurs
les plus fréquents, dans lesquels le liquide existe
en très petite quantité dans l'intérieur de l'articulation.

J. Hunter avait cherché dans la contraction involontaire des muscles, et la sympathie de ces derniers
avec l'articulation malade, la raison des positions
vicieuses que l'on observe dans les tumeurs blanches
et cette explication semble en effet la plus convenable.
Seulement, au lieu d'invoquer la sympathie, mot vide
de sens, nous pouvons aujourd'hui faire intervenir un
élément plus positif, le pouvoir réflexe, et dire que
l'irritation articulaire transmise à la moelle réagit sur
les nerfs moteurs et entraîne la contraction permanente des muscles qui entourent l'articulation [1]. »

C'est surtout dans les affections rhumatismales
chroniques, dans l'arthrite sèche et dans le rhumatisme articulaire chronique progressif ou noueux que
l'étude de l'intervention spasmodique devient intéressante.

Rappelons tout d'abord les faits fondamentaux éta-
blis par M. Charcot sur ce sujet, il y a déjà trente-
cinq ans, faits qu'il a du reste confirmés et commentés
dans ses plus récentes leçons cliniques [2]. »

1. *Loco citato*, p. 52.
2. Charcot. Études pour servir à l'histoire de l'affection décrite sous

Les déformations du rhumatisme noueux peuvent être ramenées à deux types principaux desquels paraissent dériver tous les autres. Ceux-ci ont comme caractère commun, considérés aux membres supérieurs, la pronation et la flexion de la main, en même temps que la déviation en masse vers le bord cubital.

Le 1er type, qui est aussi le plus fréquent, est caractérisé : 1° par la flexion de la phalange sur la tête des métacarpiens : 2° par l'extension de la phalangine sur la phalange ; 3° par la flexion de la phalangette sur la phalangine. — C'est le type de flexion.

Le 2e type est caractérisé : 1° par l'extension des phalanges sur la tête des métacarpiens ; 2° par la flexion de la phalangine sur la phalange ; 3° par l'extension de la phalangette sur la phalangine. — C'est le type d'extension.

Lors de son premier travail M. Charcot, après avoir cité pour mémoire l'opinion des médecins sur le mode de production de ces déformations, affirmait que « dans la majorité des cas, ces déformations sont le résultat de contractions musculaires spasmodiques et pour ainsi dire convulsives. Elles se produisent par une sorte d'action réflexe dont le point de départ est dans les jointures affectées. » Il invoquait, à l'appui de cette opinion, les arguments suivants : la forme même des déviations représentant des attitudes forcées, la résistance opposée par les malades à ces rétractions, ce qui montre qu'elles sont involontaires, l'aspect gé-

le nom de Goutte asthénique primitive, nodosites des jointures, rhumatisme articulaire chronique. (Th. Paris 1853).

Charcot. *Leçons sur M. des Vieillards.*

Charcot. *Leçons cliniques.* T. III, p. 65 et suivantes.

néral des déformations qui portent sur l'ensemble de l'extrémité, même lorsque les articulations ne sont pas toutes affectées, l'existence enfin de semblables déviations dans des cas de contracture spasmodique avec intégrité des jointures.

On observe en effet des déformations analogues dans des cas d'athétose avec contracture, alors que les mouvements athétosiques garantissent le libre jeu des articulations.

Dans ses leçons cliniques, après avoir rappelé ses travaux antérieurs, le professeur fournissait de nouveaux arguments à l'appui de sa manière de voir sur le rôle de la contracture spasmodique dans les affections articulaires ; il montrait, à propos de deux cas de paralysies amyotrophiques consécutives à des lésions articulaires, qu'il existait dans l'un et l'autre cas une exaltation de l'excitabilité spinale, marquée par l'exagération des réflexes tendineux. En sorte que le retentissement des affections articulaires sur le centre spinal produisait ou une excitation des cellules nerveuses ayant comme conséquence la contracture spasmodique, ou une dépression des mêmes éléments produisant l'amyotrophie.

Enfin, argument convainquant, on reproduirait presque expérimentalement les déformations du rhumatisme noueux par la seule contraction musculaire : un étudiant anglais de la main duquel M. Dreschfeld a envoyé des photographies à M. Charcot, et un élève de la Salpêtrière ont aussi pu les réaliser volontairement.

L'ensemble de ces faits étant suffisamment démonstratif, nous nous sommes attaché à étudier de plus près les phases évolutives de la contracture dans le rhumatisme noueux.

Nous avons pu constater que dans un certain nombre de cas de cette affection, au début, du moins, il existait une tendance spasmodique dénotée par l'exaltation des réflexes tendineux. Dans une autre série de faits, un degré faible mais manifeste de contracture spasmodique des muscles attenant aux articulations était à noter, et dans quelques-unes de ces observations, le spasme occupait un ensemble de muscles mais non pas tous, et l'application de la bande d'Esmach ne faisait disparaître qu'imparfaitement la déformation. Enfin, chez la plupart des malades, il n'y avait plus trace de contracture spasmodique malgré des déformations considérables : même, les réflexes étaient souvent abolis et on observait alors ordinairement des lésions articulaires très prononcées, des atrophies musculaires et en tous cas des rétractions fibreuses.

Nos observations ont également porté sur des sujets atteints d'arthrite sèche des grandes articulations ; nous ne relatons parmi ces faits que quelques-uns de ceux qui nous ont semblé les plus caractéristiques.

J'ajouterai que s'il m'a été donné rarement de voir des cas de la première catégorie, c'est que les malades atteints de rhumatisme noueux à la période de début sont assez peu communs à l'hospice de la Salpêtrière.

OBSERVATION I

RHUMATISME ARTICULAIRE PROGRESSIF. — EXAGÉRATION DES RÉFLEXES
TENDINEUX.

La nommée C..., âgée de 42 ans, se présente à la consultation externe de la Salpêtrière le 3 mai 1887. Elle se plaint de douleurs faibles mais presque continues siégeant dans les articulations des mains, datant de deux ans. On constate des déformations commençantes (typ. de flexion). Il existe une exagération très marquée des réflexes tendineux et une raideur assez prononcée des muscles de l'avant-bras.

OBSERVATION II

RHUMATISME CHRONIQUE A LA PÉRIODE DE DÉBUT. — EXAGÉRATION DES
REFLEXES.

La nommée Rotel..., âgée de 65 ans, 17, salle Lavoisier, hospice de la Salpêtrière, souffre, depuis un an et demi à peu près, de douleurs peu intense mais fréquentes dans les articulations des deux mains. Il n'existe encore comme déformation qu'une légère déviation en masse des extrémités vers le bord cubital. On constate une exagération considérable des réflexes tendineux des deux côtés.

OBSERVATION III

RHUMATISME CHRONIQUE. — EXAGÉRATION DES RÉFLEXES. —
TRÉPIDATION SPINALE.

La nommée Dup..., âgée de 69 ans, salle Turgot, n° 20, hospice de la Salpêtrière, a souffert à diverses reprises d'attaques de rhumatisme. Depuis deux à trois ans elle a presque continuellement des douleurs dans les deux genoux.

On constate en effet un peu de gonflement, et quelques craquements dans les articulations ; il n'existe aucune déformation. — Il n'y a pas de troubles de la motilité ni de la sensibilité dans les membres inférieurs. Les sphincters fonctionnent régulièrement. Les réflexes patulaires sont considérablement exaltés, et on provoque très aisément la trépidation spinale dans les deux membres.

OBSERVATION IV

RHUMATISME NOUEUX. — EXAGÉRATION DES RÉFLEXES.

La nommée Reb..., âgée de 72 ans, occupe le lit n° 6 de la salle Michel de l'Hôpital à la Salpêtrière. Cette femme souffre depuis 6 à 7 ans de douleurs modérées dans les articulations des mains et des poignets. Il existe seulement une très légère déformation en flexion de ces extrémités. On constate une exagération très marquée des réflexes tendineux, et un peu de raideur des membres.

OBSERVATION V

RHUMATISME NOUEUX. — DÉFORMATIONS. — EXAGÉRATION DES RÉFLEXES. — INFLUENCE DE L'APPLICATION DE LA BANDE D'ESMARCH.

M. Lab..., âgé de 71 ans, salle Michel de l'Hôpital, n° 44, Salpêtrière. Le malade offfe aux deux mains les déformations caractéristiques (type de flexion) du rhumatisme noueux. Il existe en même temps une exagération marquée des réflexes tendineux. On applique la bande d'Esmarch sur le bras gauche; au bout de 8 à 10 minutes on constate l'affaiblissement des réflexes; en même temps il se produit une atténuation très remarquable de la déformation des trois derniers doigts de la main. Ceux-ci qui étaient auparavant complètement repliés dans la paume, et qu'on ne pouvait détacher qu'avec une résistance élastique considérable, s'étendent maintenant presque complètement, et l'on n'éprouve que peu d'obstacle à leur rendre leur situation normale, qui du reste ne persiste pas telle quelle. Aussitôt la bande retirée, les réflexes reparaissent exagérés, et la déformation se reproduit.

OBSERVATION VI

CONTRACTURE D'ORIGINE ARTICULAIRE. — RÉTRACTIONS FIBREUSES CONSÉCUTIVES.

La nommée Man.., âgée de 83 ans, entrée à la Salpêtrière en 1830, occupe actuellement le lit n° 18 de la salle Pascal. Elle n'a jamais été malade ni alitée. Il y a une dizaine d'années elle a souffert de douleurs rhumatismales dans les genoux qui ont d'abord gêné puis empêché la marche. Ensuite les jambes se sont mises dans la position qu'elles occupent maintenant et y sont demeurées fixes. Ni à cette époque, ni depuis elle n'a eu de troubles des sphincters, ni d'escharres, ni aucun signe pouvant faire songer à une myélite.

Actuellement, les phénomènes douloureux ont disparu déjà depuis quelques temps; seule la déformation des jambes en persistant rend la malade infirme. Les jambes sont fléchies sur les cuisses presque à angle droit, les pieds reposent sur le plan du lit.

On peut exagérer un peu le mouvement de flexion, mais l'extension est impossible, et l'on perçoit, en cherchant à la provoquer, une résistance brusque; dans ces mouvements peu étendus, du reste, on ne sent pas de craquements nets, et on ne détermine pas de douleurs, mais les articulations sont notablement gonflées. Les muscles ne sont pas atrophiés, et leur vigueur est conservée, car l'on ne peut plus exagérer la flexion si on dit à la malade de résister. La marche est impossible : les muscles postérieurs de la cuisse ne sont pas durs mais on sent la corde formée par leurs tendons.

Les réflexes, difficiles à apprécier en raison de la déformation spéciale des membres, ne paraissent pas exagérés. Pas de troubles de la sensibilité.

OBSERVATION VII

CONTRACTURES D'ORIGINE ARTICULAIRE. — RÉTRACTIONS TENDINEUSES
CONSÉCUTIVES.

La nommée Art..., âgée de 80 ans, entrée à la Salpêtrière en 1881 occupe le lit n° 19 de la salle Pascal. Ce n'est que depuis 3 ans qu'elle souffre du genou droit. La déformation du membre est apparue peu de temps après. La jambe est en flexion à angle droit sur la cuisse ; on peut exagérer les mouvements de flexion mais ceux d'extension sont impossibles; après avoir provoqué une très légère déviation dans ce sens on perçoit une résistance subite et impossible à vaincre. Cette résistance est due manifestement aux tendons rétractés des fléchisseurs dont on sent la corde saillante et la tension durant ces tentatives. — Les genoux ne sont plus douloureux ou du moins le sont encore très peu : l'article est gonflé et fait percevoir des craquements. Il existe de l'atrophie du membre déformé. Sa circonférence est de 28 cent. à

5 cent. au-dessus de la rotule, alors que le tour du membre sain est, à la même hauteur, de 32 cent. Il n'existe aucun trouble de la sensibilité. Les réflexes ne sont pas exagérés ; leur état est malaisé à constater à droite.

Le seul rapprochement que nous venons de faire de ces observations et l'ordre dans lequel nous les avons groupées, montre déjà manifestement le rôle et l'évolution des phénomènes spasmodiques dans la genèse des déformations du rhumatisme chronique et indique en même temps la part qui revient à l'élément nerveux dans cette affection.

Dans une première période douloureuse, l'excitation des nerfs sensitifs centripètes amène, par le mé-, canisme réflexe, comme un état plus ou moins accentué de contracture. J'ai pu prendre sur le fait cette phase, jusqu'alors supposée, de l'éréthisme de la substance grise, par la constatation à ce moment de l'exagération des réflexes, de la trépidation spinale, et même de la rigidité musculaire.

Puis à cette période en succède une autre dans laquelle ne se manifeste plus aucune tendance spasmodique, soit que les cellules elles-mêmes soient altérées, comme cela doit se passer lors d'amyotrophie, soit que les conducteurs seuls de l'irritation cellulaire, les nerfs, soient lésés. On sait que tout récemment M. Pitres et Vaillard ont insisté sur la présence de névrites dans des cas de rhumatisme noueux.

La disparition de la tendance spasmodique est sous la dépendance de ces lésions : l influence des névrites expliquerait bien l'existence de ces déformations qu'on pourrait appeler mixtes, auxquelles contribuent en même temps des spasmes, de certains muscles seulement, et des altérations organiques articulaires et périarticulaires. La tendance spasmodique est élaborée dans ce cas dans le groupe cellulaire spinal, mais ne peut frapper que les muscles dont les nerfs sont capables de transmettre son influence. Mais pourquoi l'irrémédiabilité des déformations, alors que leur cause originelle, le spasme, a disparu? Cela tient à diverses raisons, dont les altérations des tissus fibreux sont parmi les plus ordinaires. Les rétractions tendineuses, les brides aponévrotiques fibreuses, si fréquentes dans le cours des contractures d'origine articulaire et qui maintiennent définitives les déformations causées primitivement par l'action musculaire, s'observent aussi consécutivement à des contractures d'autre origine.

Et si, lors de rhumatisme noueux, elles sont presque habituelles, comparativement à leur rareté relative dans les autres cas, notamment lors de contractures hystériques, peut-être en pourrait-on incriminer et la nature du terrain sur lequel évoluent alors les contractures et la nature des lésions qui frappent, du même coup, l'article lui-même et ses dépendances fibreuses.

Mais il faut aussi faire entrer en ligne de compte, dans la permanence de ces déformations, les altérations des surfaces articulaires, les modifications qui surviennent dans leurs rapports, enfin les amyotrophies et les autres troubles trophiques.

Toutefois nous tenions à bien faire ressortir cette évolution si caractéristique et si simple de la contracture dans ces cas, nous allons la retrouver peut-être plus complexe dans le chapitre suivant.

CHAPITRE V

ÉVOLUTION DE LA CONTRACTURE SPASMODIQUE

Envisagée au point de vue de son évolution, la contracture spasmodique mérite également par la similitude de ses caractères dans les différents cas, d'être considérée comme formant une entité séméiologique.

Ainsi offre-t-elle dans un grand nombre de circonstances, avant sa réalisation objective, l'état qu'on a appelé latent ; ainsi naît-elle alors brusquement le plus souvent sous l'influence d'un traumatisme qui semble la constituer de toutes pièces ; ainsi encore, les déformations qu'elle produit deviennent-elles parfois indélébiles et persistantes après sa disparition, par le fait de lésions fibro-tendineuses survenues au cours de sa durée ; ainsi enfin, disparaît-elle le plus ordinairement sans laisser de traces.

Ces divers stades de l'évolution de la contracture spasmodique, qu'on peut observer dans les affections même les plus différentes qui l'occasionnent, valent qu'on s'y arrête successivement. J'insisterai toutefois particulièrement sur celui de ces épisodes qui a trait à la *formation des rétractions fibro-tendineuses*, tant en raison de son peu de notoriété actuelle que pour son importante portée pratique.

§ 1er. — Contracture latente.

Lorsque la contracture spasmodique se développe chez un malade à la suite d'une excitation très faible, il est admissible qu'elle existait déjà chez lui au moins *en puissance*, selon l'expression de M. Charcot. J'ai parlé antérieurement de cette disposition fréquente chez les hystériques, qui sont alors *en opportunité de contracture*, état heureusement qualifié de *diathèse de contracture* par M. Charcot. On sait, grâce aux travaux du même auteur, que, dans ce cas, la moindre occasion, percussion des tendons, vibrations du diapason... etc., la décèlent, l'application de la bande élastique restant le meilleur procédé pour la déterminer.

On observe, chez les *organiques,* une disposition analogue, quoique atténuée. Déjà M. Brissaud [1] avait noté que chez des apoplectiques dont les membres n'ont pas été atteints de la rigidité spasmodique, on ne constate souvent que de l'exagération des réflexes du côté paralysé, et qu'alors fréquemment, soit sous l'influence d'une excitation mécanique faible, ou d'efforts volontaires même, le membre se raidit et la contracture apparaît. C'est à propos de cas de ce genre qu'il emploie du reste ce qualificatif de contracture latente. Or, on retrouve ces phénomènes dans la plupart des cas de contracture spasmodique au début,

1. *Loco citato.*

quelle que soit du reste la cause qui leur donne naissance.

Il existe de l'exagération considérable des réflexes, de la trépidation spinale, et la tendance spasmodique ne se manifeste que par cet état de contracture latente. Ce complexus peu invariable est intéressant à déceler, car non seulement la constatation de ces signes offre une signification diagnostique et pronostique, mais encore elle permet sinon de prévenir, du moins de ne pas contribuer à faire naître la contracture réalisée.

M. Charcot nous a signalé, en effet, à l'occasion d'une de ses policliniques, que dans un cas de paraplégie peu accusée par compression de la moelle (mal de Pott), cas dans lequel existait seulement la tendance spasmodique en question, la contracture était survenue à la suite d'une application peut-être intensive de pointes de feu.

De même, d'autres excitations faites dans un but thérapeutique, l'électrisation par exemple, peuvent faire passer l'état de spasme latent à celui de contracture qui en somme ne représente qu'un degré plus avancé de l'irritation spinale.

Il est également notable que dans beaucoup de cas, l'éréthisme médullaire peut ne se manifester pendant très longtemps que par la contracture latente : or cet état est pour le malade peu incommodant, relativement à la gêne qu'occasionne la contracture.

Un malade du service, le nommé H..., est atteint de pachyméningite cervicale hypertrophique dont le début remonte à 3 ans ; actuellement la paralysie et l'atrophie des membres supérieurs sont complètes ;

mais, aux membres inférieurs, il n'existe encore que
les signes, depuis longtemps constatés, de l'état spasmodique, qui ne l'empêchent pas de marcher.

J'observe de même depuis un an une malade âgée
de 55 ans, qui souffre depuis 1884 de légère parésie
des membres inférieurs avec exaltation considérable
des réflexes tendineux, et trépidation spinale très accusée des deux côtés, le tout sous la dépendance probable d'une plaque de sclérose médullaire dont ce
sont là les seuls symptômes.

La contracture latente peut donc exister pendant
longtemps, représentant non seulement un stade ini-
tial mais une forme de la contracture spasmodique :
celle-ci dans ce cas cependant est toujours immi-
nente.

§ 2. — Influence du traumatisme sur la réalisation de la contracture spasmodique.

C'est alors le plus souvent le traumatisme sous ses
diverses formes qui est l'auteur de la transformation
rapide de l'état naissant de la contracture en état
adulte.

M. Charcot a montré que, chez les hystériques, qu'il
est toujours heureux de prendre comme exemple car
ils présentent ordinairement les phénomènes de ce
genre à leur summum d'acuité, le traumatisme est
susceptible de créer la contracture pour ainsi dire de
toutes pièces. Comme représentation atténuée de cet
ordre de faits, nous assistons souvent à la Salpêtrière
au développement d'une contracture spasmodique
chez une hystérique sous le coup d'un traumatisme

léger, le fait de lancer une pierre par exemple. Ce ne sont là que des exemples de manifestations d'une diathèse de contracture auparavant constatée.

Mais comme je l'ai dit, il y a plus; c'est quand l'hystérie se dénonce à cette seule occasion. Sans m'étendre sur ces données (hystéro-traumatisme) dont nous devons la connaissance récente à M. Charcot qui les a exposées magistralement, je relaterai cependant, l'occasion s'en présentant, l'observation suivante de cette catégorie. Elle offre en même temps cet intérêt particulier que la guérison a été obtenue rapidement par *le transfert à l'aide de l'aimant sur un autre sujet*, suivant les indications de M. Babinski.

OBSERVATION VIII

(Recueillie par M. Colin, externe du service)

CONTRACTURE DU MEMBRE SUPÉRIEUR SURVENUE A LA SUITE D'UNE FORTE TRACTION. — GUÉRISON RAPIDE PAR LE TRANSFERT

Germain Bl..., âgé de 30 ans, mécanicien, se présente à la consultation externe de la Salpêtrière, le 12 juillet 1887.

Antécédents héréditaires. — Son père s'est suicidé à l'âge de 70 ans. Sa mère, âgée de 70 ans, est très nerveuse. Il n'y a pas d'autres nerveux dans sa famille.

Antécédents personnels. — Bl... est né à Paris, n'a pas eu de maladies dans l'enfance. Il est tombé à l'eau à l'âge de 16 ans. Il a été réformé au cours de son service militaire pour une blessure du genou. Il s'est marié en 1881. Au mois d'avril de cette année il a eu une fluxion de poitrine.

A l'occasion de divers incidents de son existence il a présenté quelques phénomènes nerveux. A la suite de la mort de sa petite fille, qui succomba au croup, il y a neuf mois, il eut une sorte de crise. Il était oppressé, serré à la gorge comme si on l'étranglait, et avait en même temps perdu toute connaissance du lieu où il se trouvait; il est resté environ une demi-heure dans cet état.

Huit jours après Bl... a perdu sa deuxième fille qui mourut d'une dysenterie, mais cette fois il ne ressentit rien de semblable.

Début. — Le 4 juillet dernier, en tirant violemment sur la corde d'une machine, Bl... ressentit une forte commotion au coude, puis survint une impossibilité absolue de remuer le bras. Les doigts étaient alors dans l'extension. Le malade se fit frictionner avec de l'essence de térébenthine, puis alla consulter un médecin qui ne put faire cesser la contracture et ordonna des frictions, du sirop d'éther..., etc., et prescrivit aussi l'enveloppement ouaté du membre.

Deux jours après les doigts se contracturent dans la position qu'ils occupent actuellement, le bras restant raide.

Le 8 juillet un autre médecin électrise le malade qui, à la suite de l'opération, se trouve mal. La contracture ne fut du reste pas modifiée.

Le 10 juillet les mouvements du coude reviennent spontanément; depuis, le malade consulta sans résultat plusieurs médecins.

État actuel (13 juillet). (Voir la fig. 2). — Le bras pend, faisant un angle obtus avec l'avant-bras. Celui-ci est dans la demi-pronation, la main est légèrement fléchie sur l'avant-bras. Les doigts sont fléchis à angle obtus sur les métacarpiens et accolés les uns aux autres. Le pouce est en dedans, la pulpe de la dernière phalange appuyée sur la partie correspondante de l'index. On voit saillir la corde des tendons des fléchisseurs; les muscles de l'avant-bras sont durs, rigides. On ne peut modifier la position du membre, arrêté qu'on est par une résistance élastique qui s'exagère encore lors de tentatives de ce genre. Le malade ne peut mouvoir son membre spontanément.

La sensibilité est très diminuée dans tout le membre, surtout à partir du coude, la sensibilité à la chaleur est également affaiblie dans les mêmes limites.

Points pseudo-ovariens, surtout à droite, où a pression donne une sensation d'étouffement. Point testiculaire faible à droite.

Pas d'autres zones hystérogènes.

Pas de rétrécissement du champ visuel.

Le malade est très peu contracturable par la bande d'Esmarch.

Il offre un état mental particulier : il est très exalté; de plus, on constate une sorte d'amnésie; ainsi, arrivé à la consultation, le malade ne se rappelait pas son adresse et dut recourir à sa femme pour nous la donner.

On tente le transfert par l'aimant, d'après le procédé imaginé par M. Babinski, sur Gr..., malade hystéro-épileptique du service, le 13 juillet.

1re expérience, durée 10 minutes, rien.

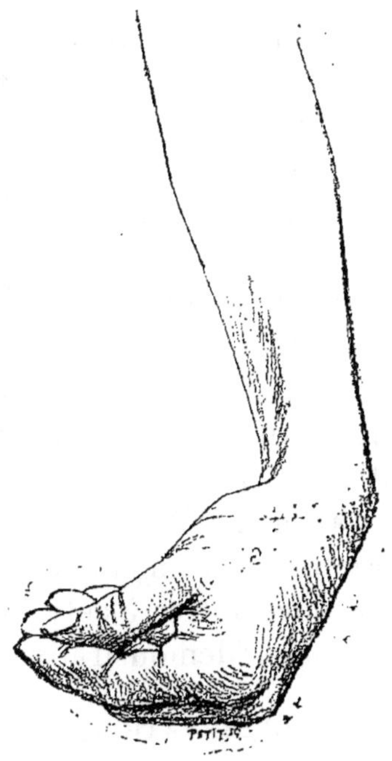

Fig. 2.

2° expérience, Gr... reproduit exactement la contracture; on la fait disparaître par suggestion.

Après la 4° fois, les mouvements du petit doigt et de l'auriculaire reviennent, le pouce n'est plus accolé contre l'index, les muscles de l'avant-bras sont moins durs. Pendant ce temps, Bl... accuse des battements dans l'épaule et dans le bras, et des picotements dans le dos « comme si on lui mettait, dit-il, de l'eau sédative ».

Après une heure de répétitions de l'expérience, la contracture a

complètement disparu et le malade peut retourner chez lui guéri.
Il revient le lendemain accusant encore un peu de raideur dans le
coude, qui disparut très rapidement après une nouvelle séance de
transfert faite dans les mêmes conditions.

On voit que chez Bl... la contracture s'est produite
selon un mécanisme tout à fait analogue à celui qui
préside aux contractures expérimentales chez les
hystériques en diathèse de contracture.

Chez les malades de ce genre c'est dans d'autres
cas, une brûlure, une chute, une contusion, la pose
d'un appareil qui sont l'occasion de la manifestation
spasmodique.

Il en est de même chez les malades qui sont atteints de lésions organiques qui les mettent en opportunité de contracture. Chez eux tout aussi bien le
traumatisme joue très souvent le même rôle et détermine l'apparition du spasme. Sur ce point encore il
n'y a non plus aucune différence marquée entre les
diverses contractures spasmodiques.

Je puis citer entre autres à cet égard l'observation
suivante extrêmement démonstrative.

OBSERVATION IX

(Obs. XVI de la thèse de M. Brissaud)

HÉMIPLÉGIE A DROITE. — APHASIE. — CHUTE ET CONTUSION DE LA JAMBE
DROITE SUIVIES DE CONTRACTURE DOULOUREUSE DU MEMBRE PARA-
LYSÉ.

La veuve Calv., âgée de 52 ans, est hémiplégique du côté droit
depuis l'âge de 44 ans. Cette hémiplégie est survenue brusquement quelques mois après la ménopause et n'a été précédée que
par quelques étourdissements. Pendant trois mois la malade a
été aphasique, à l'heure actuelle (juin 1879) la parole est relativement facile; cependant quelques mots manquent encore de temps
en temps, dans le courant de la phrase.

Quant à l'hémiplégie, elle s'est sensiblement améliorée depuis plusieurs années. Les mouvements des bras sont presque toujours embarrassés, et cependant la malade peut se servir de son membre pour certains travaux. La jambe est à peu près libre, bien que traînante; la marche est facile et n'entraîne pas de fatigue.

Vers le mois de juillet 1873 une deuxième attaque d'hémiplégie également du côté droit aurait eu lieu à la Salpêtrière, mais sans ajouter grand'chose aux symptômes de la paralysie préexistante.

Le 29 mars 1879 la femme Calv. est prise d'un étourdissement subit. Elle tombe sur son siège. La jambe droite qui est plus maladroite que la jambe gauche est fortement contuse, le bras n'est pas intéressé dans le traumatisme.

Aussitôt après cette chute la malade se relève mais s'aperçoit qu'elle n'est plus maîtresse de sa jambe droite, qui devient tout à fait raide et contracturée au moindre mouvement.

On la transporte à l'infirmerie dans le service de M. Charcot, salle Saint-Paul, n° 10.

Une large ecchymose occupe la face externe de la cuisse et de la jambe droite: la pression est partout douloureuse dans le membre : pas de fractures.

Mais ce qui éveille immédiatement l'attention c'est précisément que la pression du membre inférieur droit provoque immédiatement une contraction des muscles extenseurs de la jambe sur la cuisse. Le triceps crural et la masse musculaire des gastro-cnémiens se raidit et s'endurcit aux excitations les plus faibles, de façon qu'on voit se dessiner en relief tous les muscles du membre et que la contraction, d'ailleurs très douloureuse, atteint un degré qu'on n'observe guère que dans le tétanos. Le pied est un peu tourné en dedans ; il a l'attitude d'ensemble du pied équin. Lorsqu'on cherche à imprimer des mouvements aux membres, cette contracture s'accroît au point de devenir insurmontable. La flexion des orteils eux-mêmes, qui ne constitue qu'un mouvement communiqué des plus restreints, détermine immédiatement une exagération très sensible de la raideur des extenseurs. Bien plus, on s'aperçoit quelques jours après l'admission de la malade dans le service, qu'il suffit de la découvrir en soulevant ses draps pour provoquer cet étrange phénomène. On remarque également que le bras droit, respecté cependant par le traumatisme, devient lui-même le siège d'une contraction permanente assez énergique. La main se fléchit, les doigts se replient, l'avant-bras s'applique au devant du corps, et d'une manière générale ces symptômes de contracture s'accompagnent d'une douleur assez vive. La percussion du tendon rotulien fait tressauter la jambe aux premiers coups portés sur ce tendon, mais immédiatement après, la raideur de tout le membre devient telle qu'il n'est plus possible d'obtenir le réflexe. . . . .

. . . .

C'est d'une manière insensible que la contracture a diminué.... Le 29 la femme Calv. marche en ne s'aidant que très peu de sa baguette, elle peut appuyer son pied à terre sans qu'il s'ensuive une contracture aussi violente que par le passé. Il est également facile de produire le réflexe tendineux du genou plusieurs fois de suite. Après quelques excitations on arrive ainsi à provoquer les secousses convulsives de la trépidation spinale.

Actuellement la malade circule dans les cours de la Salpêtrière et ne se sert plus que d'une canne : elle applique franchement son pied à terre, et nous prévoyons l'époque très prochaine de sa complète guérison. Cependant cette femme n'est pas absolument insensible aux causes générales qui déterminent les contractures.......

Après les données physiologiques précédemment établies on se rend aisément compte et de cette influence démontrée du traumatisme et de son mode d'action.

Le choc ou l'élongation portant sur les nerfs musculaires centripètes détermine de la part du centre réflexe plus excitable que d'ordinaire une réaction brusque et intense dont la contracture des masses musculaires est l'expression.

C'est aussi ce qui se passe expérimentalement lors de strychnisation d'un animal quand des excitations de toute nature provoquent des réactions motrices convulsives.

Nous ferons déjà remarquer ici à quel point la connaissance de cette notion contre-indique toute manœuvre chirurgicale quelle qu'elle soit, qu'on voudrait diriger dans un but thérapeutique, comme il est arrivé et il arrive encore souvent, contre la contracture spasmodique.

§ 3. — **Contracture réalisée. — Disparition. — Persistance.**

Nous ne décrirons pas ici la contracture adulte, nous l'avons fait antérieurement, mais examinerons quel peut être, lorsqu'elle est réalisée, son sort ultérieur ?

La terminaison du spasme varie avec tant de circonstances qu'il est presque impossible de tracer à cet égard une ligne générale.

Elle pourra persister indéfiniment pour ainsi dire, disparaître sans laisser de trace peu à peu ou brusquement, enfin donner naissance à des complications diverses qui lui survivront après sa disparition.

La persistance indéfinie de la contracture spasmodique est relativement chose rare ; d'autres fois elle guérit complètement.

Il arrive qu'elle rétrocède et reste définitivement à l'état latent que nous avons décrit. M. Charcot a montré récemment, à l'une de ses leçons cliniques, une malade guérie d'une paralysie spamodique consécutive au mal de Pott, qui l'avait tenue 18 mois au lit 17 ans auparavant. Cette femme a repris depuis longtemps ses occupations habituelles de servante ; on peut constater cependant qu'il existe encore chez elle un état spasmodique caractérisé par de l'exagération des réflexes tendineux et de la trépidation spinale.

Enfin la contracture peut être compliquée et remplacée par des troubles trophiques variables. A ce dernier point de vue l'étude des contractures d'origine articulaire n'est pas seule intéressante, car il existe aussi des faits assez nombreux de contracture hémiplégique dans lesquels l'atrophie musculaire a succédé au spasme, et d'autres où l'amyotrophie s'est montrée au cours de la contracture hystérique. Ce caractère n'est donc pas spécifique d'une rareté de contractures en particulier, mais appartient à la contracture en général.

De même la disparition complète du spasme n'est pas l'apanage exclusif de la contracture hystérique comme on le pourrait croire; il existe des guérisons survenues au cours d'autres affections déterminantes, tabes spasmodique, paralysie spasmodique du mal de Pott, de la pachyméningite cervicale hypertrophique..., etc.

En somme aucune de ces terminaisons n'appartient en propre à une variété de contracture spasmodique, et ce point de vue fortifie encore d'autant notre conception unitaire de ce syndrome. De même en est-il, et c'est à M. Charcot qu'on doit la connaissance de cette éventualité, en ce qui concerne les complications portant sur les tissus fibreux.

§ 4. — **Contracture compliquée. — Rétractions fibro-tendineuses** [1].

La préoccupation si évidente des pathologistes de

1. Ce paragraphe a déjà été publié. Je remercie MM. Richer, Gilles de la Tourette et Londe qui ont bien voulu mettre à ma disposition les planches et dessins qui y sont annexés.

chercher à différencier aussi catégoriquement que possible les rétractions fibreuses des contractures musculaires, est sans doute le motif pour lequel on n'a pas admis pendant longtemps la coexistence de ces deux phénomènes, et méconnu le lien qui les unit.

Il est arrivé aussi qu'on n'a pas su distinguer les rétractions tendineuses des rétractions musculaires et que l'extrême rareté de celles-ci a fait échapper la réalité de celles-là.

« La plupart des auteurs, dit M. Straus [1], mentionnent comme terme ultime de la contracture des muscles, leur transformation fibreuse. Ce mode de terminaison est possible mais à coup sûr il est très rare. On sait, en effet, combien sont insignifiantes les lésions histologiques que présentent les muscles contracturés même pendant de longues années (Charcot et Cornil). La persistance et l'irréductibilité des attitudes vicieuses pendant le sommeil chloroformé que ne prouvent même pas d'une façon péremptoire la transformation fibreuse du muscle; les ligaments et les gaines périarticulaires peuvent avoir subi des modifications telles qu'elles s'opposent au redressement sans que pour cela le muscle cause première du mal se soit sclérosé. Le temps n'est plus où l'on admettait avec M. Jules Guérin que l'élément fibreux résulte des tractions auxquelles et soumis le muscle, et que la rétraction est la dernière étape de la contraction; l'une est un phénomène actif est vivant par excellence, tandis que l'autre est une propriété physique et qui persiste sur le cadavre. »

1. *Loco citato.*

On voit par cette citation que M. Straus émettait l'hypothèse de l'altération des tissus fibreux lors de contracture pour expliquer la non-disparition des déformations pendant le sommeil chloroformique. C'est bien ainsi que les choses se passent en réalité dans les cas de ce genre.

M. Brissaud [1] a pu mettre ces faits en évidence à l'aide d'un procédé dont j'ai déjà parlé « On sait, dit-il, que les contractures permanentes les plus invétérées peuvent céder à l'action du chloroforme, et que par conséquent la rétraction ne peut être invoquée comme la cause la plus ordinaire des déformations paralytiques. Mais il est un moyen que nous avons mis en usage chez un certain nombre de malades et qui nous a permis de faire sans danger la part exacte de ce qui appartient à la rétraction dans les déformations de la contracture. Ce moyen consiste à rendre le membre exsangue par l'application de la bande d'Esmarch, et du même coup à priver ses muscles de leur contractilité. Au bout de 20 minutes environ la déformation commence à disparaître. Ce n'est pas à dire pour cela que la contractilité soit complètement anéantie (il faut un temps bien plus considérable pour que la fibre musculaire ne réponde plus aux excitants). Mais déjà ces quelques minutes suffisent pour détruire une attitude qui durait depuis plusieurs années. Or nous n'avons observé que deux malades chez lesquelles l'application de la bande n'a que très légèrement modifié l'attitude vicieuse. » Chez l'une il existait une lésion articulaire, chez l'autre une sorte d'ankylose fibreuse. L'auteur ne s'étend pas du reste autrement

1. *Loco citato.*

sur cette complication rare mais non moins réelle des contractures.

M. Charcot avait observé depuis longtemps, à l'occasion d'une malade atteinte de mal de Pott et de paraplégie spasmodique consécutive, que la contracture pouvait s'accompagner de rétraction des tissus fibreux, et qu'alors lorsque le spasme cessait, la déformation persistait, néanmoins, entretenue par ces brides fibreuses. Aussi avait-il pensé que ces obstacles étaient justiciables de l'intervention chirurgicale; et l'événement avait confirmé ses vues.

Or il importe de savoir, et c'est ce que notre maître a bien fait ressortir dans une de ses leçons cliniques [1], que l'on peut rencontrer ces rétractions fibro-tendineuses dans tous les cas de contracture spasmodique, et notamment lors de contracture hystérique.

Ainsi, que la contracture soit de cause organique ou de cause dynamique elle se compliquera parfois de productions fibreuses. De plus celles-ci n'existeront *constamment* ni dans un cas ni dans l'autre.

« Pourquoi, dit M. Charcot, tout étant égal d'ailleurs, du moins en apparence, la complication tendino-fibreuse se produit-elle dans certains cas et non dans d'autres? Qu'ont donc de particulier les sujets chez lesquels elle se produit? S'agit-il d'une influence diathésique, d'un élément rhumatismal, arthritique que présenteraient les sujets? On sait que certaines rétractions fibreuses, indépendantes de toute paralysie comme la rétraction de l'aponévrose palmaire, relèvent au moins souvent d'un élément arthritique. »

1. Leçon recueillie par M. I. S. Babinski, chef de clinique. *Bulletin médical*, 23 mars 1887.

Nous nous réservons de revenir ultérieurement sur la question ainsi soulevée, mais il nous semble indispensable auparavant d'exposer les faits.

Outre les observations qui ont fait l'objet de la leçon précitée et que nous reproduirons, nous citerons deux cas que nous avons recueillis depuis et dont l'intérêt consiste surtout en ce qu'il s'agit de contractures hystériques, cas où cette complication est assez rare, et particulièrement importante au point de vue thérapeutique.

Je puis y ajouter ce fait inédit et très intéressant que je dois à l'obligeance de M. Joffroy.

OBSERVATION X

(Communiquée par M. le Dr Joffroy, médecin de la Salpêtrière)

CONTRACTURE SPASMODIQUE DES MEMBRES INFÉRIEURS, DE LONGUE DURÉE. — RÉTRACTIONS TENDINEUSES. — INTERVENTION CHIRURGICALE. — GUÉRISON.

Julie Antonine B..., âgée de 32 ans, était déjà à la Salpêtrière lorsque j'ai pris le service au mois d'avril 1881.

Les deux pieds étaient fortement contracturés en équin. Elle ne pouvait se tenir toute seule debout, mais, si on la soutenait sous les bras, elle pouvait marcher. Les pieds ne reposaient sur le sol que par les orteils et l'extrémité antérieure des métatarsiens, le talon restant éloigné du sol d'environ 10 centimètres.

Dès les premiers pas, B... accusait une vive douleur dans les pieds, mais dès qu'elle avait parcouru 4 à 5 mètres, la douleur devenait tout à fait intolérable et l'on était obligé de ramener la malade à son lit.

B... a été à la tête d'une grande maison de confections, et dans ces derniers temps elle a fait de mauvaises affaires, perdu toute sa fortune et s'est vue obligée de solliciter son entrée à la Salpêtrière. Son intelligence est affaiblie ainsi que sa mémoire, elle est même incapable de faire de petits travaux de couture, elle ne présente du reste aucun signe de paralysie générale ; il n'y a ni inégalité pupillaire, ni troubles de la parole, ni tremblement de la langue, des muscles de la face ou des membres, etc.

Voici dans quelles circonstances est survenue la contracture des pieds : Elle aidait son père, vieux et infirme, à se lever lorsqu'il eut une attaque d'apoplexie ; elle fut entraînée dans la chute, resta prise sous le corps jusqu'au moment où on vint la délivrer. Que se passa-t-il à ce moment ? La malade eut-elle une crise de nerfs, une perte de connaissance ? Elle ne se le rappelle pas. Elle ne peut dire non plus si la contracture des pieds survint immédiatement ; la seule chose qu'on puisse affirmer c'est que la malade prit le lit et que quelques jours plus tard la contracture existait certainement.

On a fait à différentes reprises, pendant les années 1885 et 1886, un examen très minutieux de la malade en vue de découvrir des stigmates de l'hystérie, mais toujours cet examen resta défectueux ; la malade n'avait pas eu antérieurement d'attaques de nerfs. Des tentatives prolongées pour l'hypnotiser n'eurent pas non plus de résultat. L'état de la malade resta toujours stationnaire : l'hydrothérapie, le massage, l'application d'appareils orthopédiques ne produisirent aucune modification de la contracture.

En 1885 la malade fut profondément chloroformée et on constata alors la mobilité complète des articulations tibio-tarsiennes.

En décembre 1886 cette mobilité faisait défaut pendant le sommeil chloroformique ; c'est alors que je priai mon collègue, M. Terrillon, de pratiquer la section des tendons d'Achille qui fut suivie du résultat le plus satisfaisant, la malade marchant alors avec la plus grande facilité. La guérison s'est du reste maintenue jusqu'à aujourd'hui (janvier 1888) comme en témoigne une lettre récente de la malade.

Quoique dans ce cas on n'ait pu constater de stigmates hystériques, toutes les circonstances plaident en faveur d'une contracture de ce genre. Son début à la suite d'un accident dramatique propre à frapper l'imagination, surtout d'une surmenée intellectuelle (comme était à cette époque le sujet à la suite de ses revers de fortune), sa longue durée sans l'intervention d'aucun autre signe, sa disparition en apparence spontanée, sembleront des caractères suffisants.

Les deux observations que nous allons rapporter présentent du reste avec le fait de M. Joffroy, une analogie frappante qui donne à ces divers cas un véritable caractère de parenté qu'il nous suffira d'indiquer.

OBSERVATION XI

CONTRACTURE SPASMODIQUE DE NATURE HYSTÉRIQUE. — GUÉRISON DU SPASME. — RÉTRACTIONS FIBRO-TENDINEUSES MAINTENANT LA DÉFORMATION. — INTERVENTION CHIRURGICALE. — GUÉRISON.

Olympe Pois..., marchande de mercerie, âgée de 32 ans 1/2 entre à la Salpêtrière le 11 juin 1887 et occupe le lit n⁰ 16 de la salle Rayer dans le service de M. le professeur Charcot.

Antécédents héréditaires. — Son grand-père paternel est mort à 84 ans, sa grand'mère maternelle a succombé à un âge avancé, sans avoir eu d'affections rhumatismale ou nerveuse. Le grand-père maternel est mort d'apoplexie cérébrale, la grand'mère maternelle d'une affection utérine. Son père a succombé à une broncho-pneumonie, sa mère est actuellement bien portante et n'est pas nerveuse. Elle ne connaît du reste aucune névropathie chez ses oncles, tantes, cousins et autres parents.

Antécédents personnels. — Elle a eu la coqueluche à l'âge de 7 ans, la rougeole à 15 ans. Réglée à 15 ans normalement, et toujours régulièrement depuis, elle a accouché à 23 ans sans incidents d'une fille qui est morte au bout de 4 mois d'une fluxion de poitrine. Elle n'a du reste jamais fait de maladies jusqu'au moment du début de l'affection pour laquelle elle réclame nos soins.

Début et marche. — Olympe était d'un caractère vif, emporté, impressionnable à l'excès, mais ses émotions n'entraînaient jamais de réaction nerveuse pathologique ; cependant l'affection actuelle paraît avoir débuté à la suite et à l'occasion de causes morales qui l'impressionnèrent de façon intense et prolongée. Elle eut des préoccupations à la suite de pertes matérielles qui entraînèrent des difficultés commerciales, d'où des peines et des soucis, finalement son magasin fut vendu ; la plupart des incidents de cette histoire et en particulier ce dernier épisode furent presque aussitôt suivis de manifestations hystériques.

Ce furent des vomissements qui inaugurèrent il y a deux ans la série de ces accidents. Tous les ingesta quels qu'ils fussent étaient vomis presque aussitôt après que la malade les avait absorbés, et cela sans efforts et sans douleur. Il y avait aussi perte complète d'appétit. Au bout de 4 mois d'un état caractérisé par ces seuls symptômes gastriques, survint de la diarrhée. Les selles se produisaient d'habitude une dizaine de fois par jour, mais quelquefois leur nombre atteignait le chiffre de 40 ; elles étaient tout à fait liquides, jaune-verdâtre, semblables à de la bile. Les évacuations n'étaient pas précédées de coliques, ni accompagnées de douleurs. Selon l'expression même de la malade « cela partait naturellement ». En même temps l'insomnie était presque absolue. Les vomissements ont persisté presque un an ; la diarrhée s'est prolongée plus longtemps en diminuant toutefois d'intensité.

Du fait de ces accidents la malade avait dû s'aliter, lorsqu'elle fut prise il y a 15 mois (5 mois après le début des accidents par des vomissements) de sortes de crises de nerfs. Elle décrit ainsi sa première attaque. Elle sentait, dit-elle, quelque chose lui partir du ventre, lui remonter à la gorge et l'étouffer ; en même temps presque, se produisait un tremblement général de tout le corps, avec claquement de dents, tout cela sans perte de connaissance, durait environ 10 minutes. Le premier jour de l'apparition de ces phénomènes, les crises revinrent tous les quarts d'heure, puis elles s'espacèrent, et ne durèrent en tout que trois jours. Le dernier jour où elle eut 4 crises apparut la contracture des membres inférieurs ; dès ce moment les symptômes gastriques s'amendèrent, les vomissements disparurent et l'appétit revint ; mais la contracture persista et obligea la malade à conserver le lit.

C'est brusquement tout d'un coup que les jambes se raidirent, toutes droites en extension, représentant l'attitude du pied bot équin avec orteils fléchis : on ne pouvait en rien modifier leur position : les membres étaient durs et immobilisés. Depuis ce moment jusqu'à il y a deux mois les jambes ont conservé ces caractères : la diarrhée d'autre part persistait avec des intermittences et il se produisait aussi de temps à autres des sortes de crises mal définies mais avec sensation nette de constriction à la gorge.

A cette époque (il y a 2 mois) à la suite d'un bain de pied trop chaud, au dire de la malade, les jambes redevinrent tout à coup souples, et purent être fléchies ou étendues sur les cuisses ; mais les pieds conservèrent leur déformation empêchant la station et la marche. Cette situation se prolongeant sans aucune modification la malade prit le parti de venir à la Salpêtrière.

État actuel (27 juin). — O... est une femme de forte constitution, presque obèse, et ne paraît pas avoir beaucoup souffert des troubles gastro-intestinaux qu'elle accusa pendant si longtemps. Elle répond intelligemment aux questions qu'on lui adresse.

Elle attire immédiatement l'attention sur l'état de ses membres inférieurs. On constate que les deux pieds sont dans l'extension forcée, et les orteils très fortement fléchis, surtout le gros orteil qui est presque complètement replié (voir Pl. I). Le 2e et le 3e orteil de chaque pied sont soudés l'un à l'autre dans les 2/3 supérieurs de leur étendue ; cette disposition est congénitale et existait chez le père de la malade.

Les muscles du mollet et de la jambe ne sont pas durs ; la jambe joue facilement sur la cuisse au gré de la volonté.

O... peut imprimer même à son pied quelques mouvements mais très limités. La force musculaire est conservée et l'on s'en assure aisément en essayant de plier la jambe étendue, lorsqu'on dit à la malade de résister. Toutefois les déformations empêchent la malade de se tenir debout, car elle manque de base de sustentation suffisante. Les réflexes tendineux sont normaux des deux côtés, il n'existe pas de trépidation spinale.

On peut modifier légèrement la position du pied surtout dans le sens de l'extension ; lorsqu'on cherche à imprimer un mouvement de flexion, ce mouvement d'abord libre est tout à coup arrêté par un obstacle brusque, et la main qui soutient la jambe pendant cette manœuvre perçoit la sensation d'un véritable craquement dû au tendon d'Achille brusquement tiré.

Il en est de même pour le gros orteil qu'on n'arrive pas à redresser ; on sent un léger frottement paraissant se passer dans la gaine tendineuse du fléchisseur. Ces signes sont aussi manifestes des deux côtés.

La sensibilité est partout intacte, mais la malade affirme qu'à un certain moment les jambes auraient été insensibles, ainsi que l'aurait constaté le médecin qui la soignait à cette époque, en les lui piquant avec une épingle.

Les jambes auraient un peu maigri : elles ne présentent aucun trouble trophique de la peau et de ses dépendances ; explorées électriquement par M. Vigouroux, un seul muscle répond tout à fait bien à l'excitabilité électrique, c'est le tibia antérieur, les autres muscles sont peu excitables soit directement, soit indirectement.

La malade ne présente aucun stigmate hystérique, ni aucun trouble des autres appareils.

Elle passe dans le service de M. Terrillon le 10 juillet. — Le 13 juillet ce chirurgien pratique une opération consistant en la section sous-cutanée des tendons d'Achille des deux côtés. A la suite de cette ténotomie les pieds sont redressés facilement et immobilisés en bonne position.

Octobre 1887. — La malade complètement guérie, marche aisément et normalement ; elle est sur le point de quitter le service. (voir Pl. II).

Ce cas est assez facile à interpréter, et quoique nous n'ayons assisté qu'à la phase terminale de l'affection, il est aisé de reconstituer l'histoire de la malade pathologiquement parlant.

Les préoccupations et les soucis continuels de la malade lésée dans ses intérêts matériels sont ici la cause banale des manifestations hystériques. C'est peu préjuger que de qualifier d'hystériques les accidents qu'elle a présentés. Ces vomissements incoercibles, sans efforts, sans douleurs, portant indistinctement sur tous les ingesta, puis disparaissant brusquement sans laisser de traces, ont tous les caractères qu'on leur reconnaît dans la névrose.

De même ces sortes de crises éprouvées peu de temps après par O..., sans perte de connaissance, avec sensation de constriction à la gorge, se refuseraient à d'autres qualificatifs.

Quant à l'attitude vicieuse des membres, son début brusque à la suite d'une crise, la déformation énorme qu'elle produisit d'emblée, la rigidité intense des membres, leur anesthésie, enfin la disparition subite de la raideur ne nous peuvent laisser de doute sur sa nature.

Ces déformations sont bien les traces laissées par un « orage hystérique », actuellement dissipé, comme le démontre l'absence de tout stigmate hystérique sensitif ou sensoriel.

Au surplus notre opinion était éclairée par l'observation presque analogue en tous les points, que je vais rapporter, d'une autre malade qui fut, celle-ci, suivie du début à la fin de l'affection et présenta, aux divers points de vue des causes, des manifestations, du mode de contracture, de son évolution..., etc., une identité tout à fait remarquable avec celle dont nous venons de parler.

Les rétractions fibro-tendineuses sont aussi semblables chez ces trois malades et ont nécessité les mêmes manœuvres opératoires.

Mais il importait évidemment de savoir, dans ce cas, que la contracture hystérique tout comme une autre, peut être suivie de rétractions fibro-tendineuses, notion qu'on ne soupçonnait pas avant que M. Charcot l'ait établie.

Voici cette observation :

OBSERVATION XII

(Extraite d'une leçon de M. Charcot recueillie par le Dr Babinski et publiée dans le *Bulletin médical* du 23 mars 1887)

CONTRACTURE HYSTÉRIQUE DES DEUX PIEDS. — DISPARITION DES PHÉNOMÈNES SPASMODIQUES. — PERSISTANCE DES DÉFORMATIONS PAR RÉTRACTIONS FIBRO-TENDINEUSES. — INTERVENTION CHIRURGICALE. — GUÉRISON.

Ho. . a un père aliéné mort à l'asile de Clermont, elle a 25 ans; de 20 à 24 ans elle a beaucoup souffert moralement : sous cette influence sont survenus des vomissements fréquents se produisant sans efforts et sans douleur et évidemment de nature névropathique, des accidents qu'elle appelle des syncopes et qui paraissent bien avoir été des crises hystériques, une paralysie transitoire du membre supérieur gauche avec anesthésie et perte du sens musculaire qui manifestement doit être rattachée à l'hystérie.

Enfin, il y a deux ans, tout à coup, un matin, sans prodromes, s'est produite la déformation des pieds en varus équin qui a atteint immédiatement son plus haut degré et dont on retrouve aujourd'hui les vestiges. Il y avait un an à peu près que cela durait quand la malade est entrée à la Salpêtrière. Nous avons pu constater alors que l'articulation du genou était, elle aussi, rigide ; que les tentatives de redressement du pied faisaient percevoir la sensation de résistance élastique qui est propre aux contractures. Nous avons reconnu enfin l'absence à cette époque de tout stigmate hystérique sensitif ou sensoriel, et nous avons constaté qu'il était impossible de produire aux membres supérieurs la contracture artificielle ; enfin les attaques avaient complètement cessé.

On pouvait donc espérer que la diathèse hystérique était épuisée et que l'on viendrait bientôt sans doute à bout de la contracture spasmodique du pied.

Les tentatives d'hypnotisme étaient restées sans résultat, nous ne pouvions compter sur une disparition des accidents par voie de suggestion. Les moyens employés ont été l'électrisation et le massage : ce dernier mode de traitement mis en œuvre pendant un mois paraît avoir produit une très notable amélioration. La flexion du genou est devenue possible ; quelques mouvements ont reparu dans l'articulation tibio tarsienne, et la malade a pu alors se tenir debout sur la pointe des pieds comme on la voit aujourd'hui. On peut observer (voir Pl. III) comment la malade peut marcher sans appui en faisant reposer les pieds sur l'extrémité des deux ou trois métatarsiens.

Mais au bout d'un certain temps il est devenu clair qu'il ne se faisait pas de progrès et nous nous sommes demandé si la contracture spasmodique n'avait pas disparu et si la déformation n'était pas entretenue seulement par des productions fibro-tendineuses.....

La malade peut, dans une certaine mesure, mouvoir son pied librement, en dedans, en dehors, en avant, en arrière, ce qui n'arrive jamais au même degré dans la contracture hystérique où les choses sont toujours poussées à l'extrême, si bien qu'en général la malade ne peut imprimer aucun mouvement aux parties contracturées. De plus, quand on imprime des mouvements passifs à la jointure en dedans ou en dehors, le mouvement est à peu près complet; le mouvement de flexion plantaire est aussi assez étendu et on ne sent nulle part cette résistance élastique qui donne la sensation d'un ressort tendu qui appartient à la contracture spasmodique.

Au contraire quand on veut produire la flexion dorsale du pied on est bientôt arrêté brusquement par un obstacle purement mécanique qui paraît être surtout le tendon d'Achille raccourci, mais qui pourrait bien aussi avoir sa cause d'après ce que nous savons dans la production de tissu fibreux périarticulaire.

..... La malade a été soumise à la chloroformisation et pendant le sommeil profond la déformation ne s'est en rien modifiée, elle est restée telle quelle sans que nous ayons rien pu gagner...

La malade est confiée aux soins de M. Terrillon. Une première opération fut pratiquée le 10 mars et consista en la section souscutanée des tendons d'Achille des deux côtés. A la suite les pieds purent être redressés presque complètement. Les membres furent ensuite immobilisés.

Une seconde opération fut pratiquée le 20 avril par M. Terrillon, qui cette fois sectionna les tendons du fléchisseur du gros orteil des deux côtés. Les pieds furent de nouveau immobilisés dans un pansement ouaté à la suite de cette opération.

Le 24 juin, la malade put se lever, les pieds étant redressés; il persiste encore un léger degré de flexion des orteils. La marche est encore difficile mais possible.

Depuis, les progrès dans la progression sont rapides, et le 13 juillet, la marche est facile; tous les mouvements du pied sur la jambe sont aisés et non douloureux : il y a toujours un très faible degré de flexion des orteils qui peut-être nécessitera une troisième opération.

La malade marche seule et sans béquilles et n'accuse aucune douleur.

Quand M. Charcot présenta cette malade à ses auditeurs, elle était sur le point d'être opérée, et le professeur émettait l'espoir de la présenter de nouveau à son cours, cette fois complètement guérie et libre de tous ses mouvements. L'événement, comme on a vu, a justifié cette prédiction, H... est actuellement sur le point de reprendre ses occupations [1].

OBSERVATION XIII

(Recueillie par M. Blin, externe du service)

CONTRACTURE HYSTÉRIQUE DE LA JAMBE GAUCHE. — INTERVENTION CHIRURGICALE PENDANT LA PÉRIODE SPASMODIQUE. — PERSISTANCE DE LA CONTRACTURE. — COMPLICATIONS : RÉTRACTIONS FIBREUSES ET TROUBLES TROPHIQUES.

Anna M... âgée de 19 ans, entre le 10 mai 1887 à la Salpêtrière et occupe le lit n° 18 de la salle Rayer.

Antécédents héréditaires. — Son père est mort de la goutte. Sa mère a succombé à une tumeur fibreuse de l'utérus à l'âge de 48 ans. — M... a peu connu son père et sa mère ; elle a été élevée dans un pensionnat depuis la mort de cette dernière, et ne peut donner aucun renseignement sur ses grands parents. Elle a trois frères et une sœur tous plus âgés qu'elle. Le frère aîné a des attaques de goutte ; le plus jeune a une coxalgie gauche dont il a été soigné à Berck, il est en même temps très nerveux, sans cependant avoir jamais d'attaques. Un troisième frère est aussi très nerveux. La sœur, âgée de 29 ans actuellement, est, vers l'âge de 15 ans, restée plusieurs mois au lit avec les jambes enflées, elle est très nerveuse, mais n'a pas d'attaques

Antécédents personnels. – A l'âge de 4 ans Anna a eu une conjonctivite double, depuis elle a souffert presque constamment de divers accidents scrofuleux. Elle a eu des écoulements prolongés des oreilles vers l'âge de 6 ans. Elle est fréquemment sujette à des abcès superficiels qui donnent lieu à des suppurations interminables. Elle s'enrhume souvent l'hiver.

Il y a 3 ans, M... eut une fièvre typhoïde qui la retint un mois au lit ; à la suite de cette affection elle fut prise d'une bronchite au cours de laquelle elle cracha dit-elle quelques filets de sang. Depuis au moins 10 ans elle accuse des douleurs dans la fosse iliaque gauche revenant par accès au cours desquels tantôt la douleur remonte à l'estomac, prend la malade à la gorge l'empêchant de respirer, et détermine enfin des convulsions avec perte de connaissance, tantôt les sensations pénibles s'irradient dans la hanche

1. Elle est actuellement sortie et a repris ses occupations habituelles.

et déterminent l'impotence du membre inférieur correspondant. Cette impuissance ne dure guère plus d'une heure ; après ce temps la malade peut marcher sans souffrir. Ces accès revenaient à peu près tous les jours. A la même époque est survenu un abcès su la face dorsale du pied droit, qui donna lieu à une longue suppur ration.

Il y a 6 ans survint à la hanche gauche un abcès saillant gros comme une noisette entourée d'une zone enflammée rouge, large comme la paume de la main, qui en s'ouvrant donna issue à une notable quantité de pus. Cet accident obligea la malade à garder le lit 3 semaines, au bout desquelles elle put se lever et marcher.

Les douleurs de la fosse iliaque persistèrent avec les divers phénomènes qui les accompagnaient, irradiations épigastriques suivies d'attaque avec perte de connaissance, ou irradiations coxales avec impotence du membre.

A l'âge de 14 ans 1|2, deux ans s'écoulèrent dans une période de calme complet ; toutefois Anna remarquait de l'enflure des chevilles quand elle se fatiguait.

A l'âge de 16 ans 1|2 survient une nouvelle otite double sup· purée très douloureuse cette fois et qui depuis ne guérit pas complètement, il en reste encore des traces. C'est vers cette époque que les attaques, ebauchees pour ainsi dire jusque-là auparavant se déclarent et prennent un développement considérable. Un an après elles cèdent la place à de la chorée de Sy·enham pendant 4 mois ; au bout desquels survient une nouvelle attaque après quoi la danse de St-Guy disparaît. Les attaques durent depuis quelques temps et se suspendent pendant un séjour au bord de la **mer.**

Dès le mois de novembre suivant elles reparaissent ; à ce moment la région du genou est le siège d'une affection inflammatoire se traduisant par une tumeur rouge dure limitée très saillante de la grosseur d'une balle située sur la partie antéro-interne du genou ; la malade dut garder le lit deux mois. Depuis ce temps elle n'aurait jamais recouvré complèment les mouvements de cet article.

Toutefois elle put marcher pendant quelques temps, mais de nouveau la tumeur du genou ayant reparu elle dut s'aliter pendant plusieurs semaines : Les attaques cessèrent pendant ce nouveau séjour au lit. Puis la malade se lève malgré l'avis du médecin ; la marche est pénible, claudicante, la jambe étant à demi contracturée. Les attaques reviennent plusieurs fois par jour.

Depuis cette époque l'état de M... reste stationnaire. Elle garde le lit 7 jours, se lève pendant 15 autres jours, la jambe toujours raide, se recouche et ainsi de suite, avec de grandes attaques quotidiennes.

Dans le courant de l'année dernière, les deux bras sont restés contracturés pendant 3 mois ; la contracture a disparu lors d'une

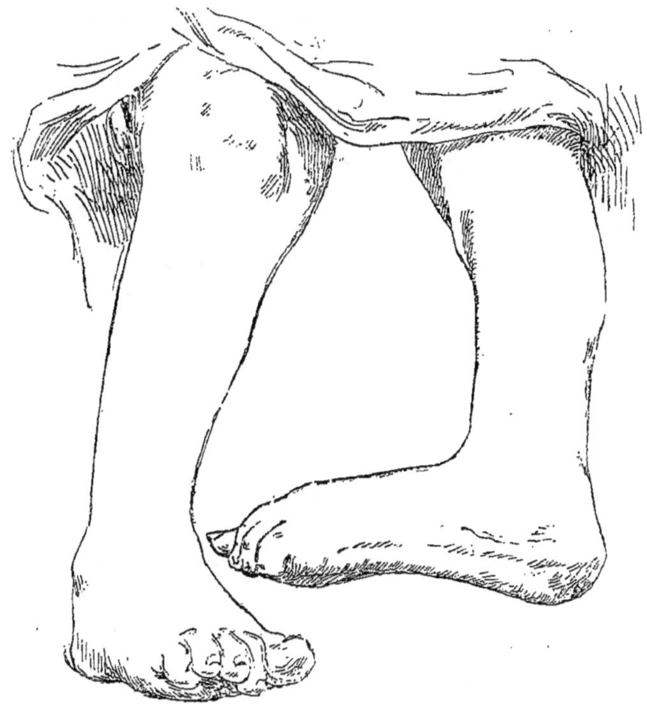

Fig. 3.

attaque. De même la jambe droite a été à cette époque contracturée pendant quelques jours. Il est aussi survenu quelques crises de vomissements pendant plusieurs mois.

Depuis le mois de juillet dernier, la contracture est demeurée définitive.

Anna est alors entrée dans un hôpital où après l'avoir chloroformisée on immobilisa le membre contracturé par l'application d'un appareil plâtré. A la suite de cette opération la jambe devint extrêmement douloureuse. et il s'y forma une quantité d'érosions superficielles. L'appareil fut retiré au bout de 2 mois. La jambe conservait sa déformation, et de plus était amaigrie et douloureuse.

État actuel (mai 1887). — Depuis le mois de septembre l'état de la malade ne s'est pas modifié. M... reste assise dans son lit, penchée sur le côté droit, la jambe gauche dans l'extension forcée, la droite légerement fléchie, ce dernier membre est souple et n'est pas contracturé.

La jambe gauche contracturée dans l'extension porte à la face interne du pied et à la face intéro-interne de la jambe des cicatrices de foyers de suppuration. Ce qui frappe le plus à l'aspect de ce membre c'est la déformation du pied (voir la fig. 3).

Celui-ci est dans l'extension mais surtout dans l'addu-tion forcée si bien que lorsque la malade est dans le décubitus dorsal, il repose sur le plan du lit par tout son bord interne. En même temps que le pied, la jambe a subi un certain degré de torsion en dedans. Lorsqu'avec beaucoup de peine on est parvenu à coucher la malade sur le ventre, on voit que le pli fessier est abaissé de 2 à 3 centimètres.

Cette attitude est fixe, et on ne peut nullement la modifier ; on se sent arrêté dans ces tentatives par une résistance élastique, et la malade accuse en même temps des douleurs très vives ; il semble qu'en insistant on provoquerait une attaque.

La rigidité est égale au pied, au genou et à la hanche ; son intensité empêche d'apprécier l'état des réflexes tendineux, cependant lorsqu'on essaye de redresser le pied on détermine la trépidation spinale.

Pendant le sommeil chloroformique, la contracture disparaît complètement à la hanche et au genou, mais la déformation ne se résout pas absolument au pied, où quelques obstacles probablement de nature fibreuse la maintiennent partiellement. En même temps que la position vicieuse, on constate de l'atrophie de la jambe gauche : la circonférence de la jambe et de la cuisse sont inférieures d'un centimètre, à celle de l'autre membre. La jambe est aussi le siège de douleurs, non seulement lorsqu'on cherche à imprimer des mouvements mais encore spontanément. M... compare ces sensations à des brûlures.

Toutefois presque tout le membre participe à l'hémianesthésie (voir fig. 4 et fig. 5, Schema), qui existe dans tout le côté gauche du corps aux divers modes de sensibilité.

La malade a aussi une anesthésie pharyngée très marquée. Il existe un point ovarique gauche douloureux mais non hystérogène.

Les attaques ont lieu tous les jours et même assez souvent plusieurs fois par jour ; elles sont assez régulièrement conformes à la

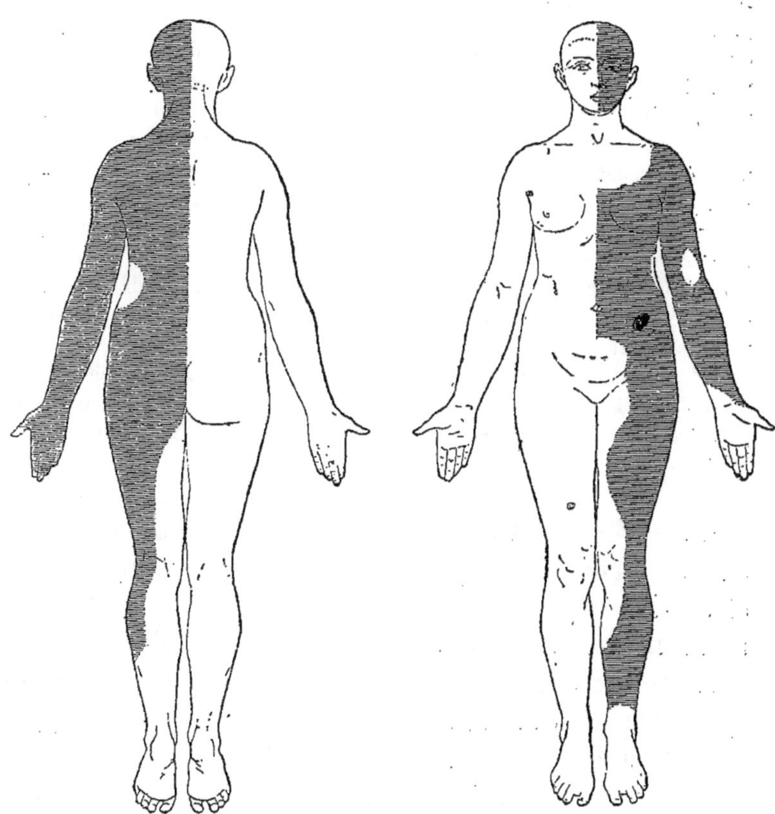

Fig. 4 et 5.

description élastique des attaques hystéro-épileptiques, sauf quelques légères anomalies.

Après une courte période d'aura dont le point de départ est la région ovarienne gauche, d'où la sensation de boule s'irradie à l'épigastre puis au cou, survient la période épileptoïde caractérisée par de la raideur tétanique avec un peu d'écume à la bouche.

Presque aussitôt ensuite commence la période des grands mouvements. Mouvements de salutation pendant lesquels Anna frappe violemment l'oreiller de sa tête, puis elle mord et arrache les couvertures, se débat, déchire sa camisole. Pendant tout ce temps elle pousse continuellement des cris aigus. Puis elle fait l'arc de cercle. La cuisse et la jambe malade participent aux mouvements ; seul le pied conserve son attitude en adduction forcée. Après un instant de calme, la période passionnelle s'annonce par des hallucinations visuelles. M... voit diverses personnes de son entourage et les appelle, puis ce sont des cris « j'étouffe » ; enfin des « hommes noirs » veulent l'emporter ; après quoi elle recommence à peu près la même série. La compression ovarique arrête quelquefois l'attaque.

Il n'existe pas d'autres stigmates hystériques. Le champ visuel n'est pas modifié : on ne peut se rendre compte de l'état de l'ouïe en raison des otites qui expliquent suffisamment la légère diminution de son acuité. Les autres sens et les autres appareils ne présentent rien de particulier.

L'examen électrique complet de la jambe contracturée n'a pu être fait à cause de l'imminence des attaques produites par l'exploration ; on a seulement constaté l'excitabilité faradique des muscles jumeaux.

Chez Anna M... l'élément myospasmodique dure encore, aussi une opération serait-elle inopportune et n'a-t-elle pas été tentée, quoiqu'il existe dans le membre contracturé des rétractions fibreuses qui permettent de prévoir qu'après la disparition du spasme, la déformation subsistera encore partiellement et nécessitera une intervention chirurgicale.

C'est ce dont on s'est assuré par la narcose chloroformique, à l'aide de laquelle on a pu constater la coexistence de ces rétractions, et faire la part de ce qui revient au spasme et à la lésion fibreuse dans la production de la déformation.

Cette observation présente en outre une autre particularité intéressante. On a tenté chez la malade intempestivement en pleine période spasmodique, de redresser le membre à l'aide d'un appareil plâtré, et les résultats de cette intervention ont été déplorables. Non seulement en effet le redressement et l'immobilisation n'on rien pu contre la contracture, mais encore la jambe malade offre depuis ce temps des troubles divers, douleurs, phénomènes vaso-moteurs, atrophie musculaire, altérations de la peau, rétractions fibreuses, dont la rareté dans les cas habituels de ce genre fait qu'on serait tenté de rendre l'intervention chirurgicale responsable de ces complications. Toutefois, il est juste de reconnaître aussi que la constitution de la malade est quelque peu prédisposante : c'est une arthritique et une scrofuleuse, elle a de plus souffert à diverses reprises de suppurations, superficielles il est vrai, du membre, et ces accidents ont pu jouer un certain rôle dans la genèse des altérations mentionnées, exceptionnelles dans les contractures hystériques.

OBSERVATION XIV

(*in* leçons de M. Charcot, t. III)

PACHYMÉNINGITE CERVICALE HYPERTROPHIQUE. — PARAPLÉGIE SPASMODIQUE. — DISPARITION DE LA CONTRACTURE. — PERSISTANCE DES DÉFORMATIONS MAINTENUES PAR DES RÉTRACTIONS TENDINO-FIBREUSES. — INTERVENTION CHIRURGICALE. — GUÉRISON.

Jouv... a été atteinte à l'âge de 33 ans, à la suite d'un séjour de plusieurs années dans une habitation humide et froide. La période douloureuse a duré six mois, les douleurs occupaient non seulement les membres inférieurs mais encore le thorax, la moelle dorsale était donc atteinte. La période paralytique a débuté par les membres supérieurs, peu après les membres inférieurs se sont pris; quoi qu'il en soit, pendant plus d'un an il exista une paralysie atrophique des membres supérieurs avec griffe radiale, et une paralysie spasmodique des membres inférieurs avec flexion excessive : les talons touchaient les fesses.

Au bout d'un an, sous l'influence d'un traitement qui a surtout consisté en applications de pointes de feu sur la région spinale, ou spontanément, il s'est fait une résolution progressive des phénomènes paralytiques et atrophiques du côté des membres supérieurs ; les mouvements de ces membres sont revenus aussi bien à l'avant-bras qu'au bras et à l'épaule ; les masses musculaires se sont développées et la greffe de droite s'est effacée peu à peu.

Dans les membres inférieurs, l'amélioration s'est faite à peu près parallèlement, l'exagération des réflexes tendineux a disparu, la rigidité musculaire ou autrement dit la contracture s'est effacée, les mouvements sont devenus libres dans la plupart des jointures à l'exception des genoux.

A ce moment, il ne s'agissait plus d'une flexion des genoux à angle aigu comme autrefois, mais d'une flexion à angle obtus et cette flexion n'est plus due à la contracture, car on pouvait produire dans la jointure des mouvements de flexion étendus et quelques mouvements d'extension ; mais quand on voulait dépasser une certaine limite on était arrêté par une résistance nécessaire en quelque sorte dont le siège paraissait être dans le creux poplité ; nous avons pensé que l'obstacle résidait dans les tendons des fléchisseurs et aussi dans l'épaississement et l'induration avec rétraction des tissus périarticulaires.

Quoi qu'il en soit, l'extension complète était impossible et il en résultait un obstable à peu près invincible à la station et à la marche. Il y avait lieu de croire qu'une opération chirurgicale appropriée aurait pour effet de rendre aux membres leurs mouvements d'extension normale, car j'avais déjà su que dans certains cas de rigidité due à des rétractions fibreuses survenues dans le cours de la paralysie du mal de Pott, de bons résultats produits par la section des brides fibreuses ou des tendons raccourcis. Je consultai alors mon collègue, M. Terrillon, qui approuva mon opinion et voulut bien se charger de l'opération. La malade fut placée dans son service d'où elle est sortie ces jours-ci. Voici la note remise par M. Terrillon qui nous a fait connaître les principaux accidents qui ont marqué le séjour de la malade dans son service.

État à l'arrivée. — Les jambes sont dans la demi-flexion. La peau au niveau du genou et même de la partie inférieure de la cuisse est luisante, lisse et adhérente aux parties profondes. Lorsqu'on fait des tentatives d'extension on n'obtient qu'un mouvement limité, et on sent manifestement, au niveau du creux poplité, les tendons du demi-membraneux, du demi-tendineux et du biceps devenir durs et saillants. Il existe à ce niveau un épaisissement considérable de tissu fibreux formant une masse non circonscrite dure et qui paraît le principal obstacle au redressement du membre. La rotule fortement appliquée contre les condyles est immobilisée par l'induration fibreuse périphérique.

D'après la façon dont se passent les quelques mouvements qui existent encore dans le genou, et d'après l'examen extérieur il est presque certain qu'il n'existe aucune adhérence extra-articulaire et que l'impossibilité du redressement est due aux lésions du tissu fibreux périphérique.

4 Juillet. — La malade est chloroformisée et on pratique des deux côtés la section des tendons du creux poplité signalés plus haut. En même temps une légère tentative de redressement fut faite mais sans insister, car malgré la section tendineuse la résistance due au paquet fibreux occupant le creux poplité était considérable. Appareil ouaté.

20 Juillet. — Anesthésie par le chloroforme. Tentatives violentes d'extension forcée qui provoquent des déchirures avec craquement du tissu fibreux postérieur; on ne va pas jusqu'à l'extension complète dans la crainte de léser l'artère poplitée probablement englobé dans le tissu fibreux. La jambe droite est un peu plus étendue que la gauche. Les deux jambes sont de suite fixées dans des gouttières plâtrées remontant jusqu'à la racine des cuisses.

30 Juillet. — Nouvelles tentatives d'extension et réapplication immédiate de l'appareil. — L'appareil est enlevé le 15 août; dès cette époque la malade peut se tenir debout et marcher un peu. Depuis, les progrès ne se sont pas ralentis.

En résumé la malade présente un certain nombre d'enseignements.....

De même que cela a lieu dans le mal de Pott la longue persistance de l'attitude fléchie des membres inférieurs a quelquefois pour effet de déterminer dans les tissus périarticulaires du genou et dans la région du creux poplité une induration et une rétraction qui, alors que l'affection spinale est guérie, met obstacle à l'extension de la jointure.

L'intervention chirurgicale est nécessaire en pareil cas, elle scule peut délivrer le malade,d'une complication qui seule désormais mettrait obstacle à la station et à la marche.

Mai 1883. — Pendant plusieurs mois, la marche est restée pénible à cause de l'affaiblissement des muscles restés si longtemps dans l'inaction. Sous l'influence de l'électrisation méthodique les fonctions se sont peu à peu rétablies, et la malade peut circuler et faire près d'un kilomètre sans fatigue.

Mars 1887. — La malade complètement guérie depuis longtemps est présentée au cours. Elle marche aussi bien qu'avant sa maladie.

Dans le cas qu'on vient de lire, il n'est plus question de contracture hystérique, mais de paraplégie spasmodique *organique* par excellence, puisqu'il s'agit de pachyméningite cervicale hypertrophique. M. Charcot, dans la leçon qu'il fit à cette occasion, avait du reste rapproché ce sujet de la malade H... (observation XIII) comme appartenant à des groupes nosographiques éloignés mais offrant ce point commun entre autres que dans tous deux le même motif, la production de rétractions fibreuses consécutives à des contractures spasmodiques, avait nécessité une intervention chirurgicale.

Le professeur faisait du reste remarquer au cours de sa leçon « que cette complication ne se voit pas dans tous les cas appartenant à un même groupe : ainsi je pourrais citer, disait-il, au moins un cas de pachyméningite cervicale hypertrophique ayant produit une paraplégie spasmodique avec flexion des membres, dans lequel la paralysie a guéri au bout de deux ans sans qu'on pût constater autour de l'articulation, de celle du genou en particulier, la moindre trace de retraction fibreuse périarticulaire. Ce que je viens de dire de la paraplégie spasmodique de la

pachyméningite cervicale hypertrophique, je puis le
répéter à propos de la paraplégie par mal de Pott...
Dans la plupart des cas de ce genre que j'ai observés,
la résolution des contractures et la guérison se sont
faites absolument sans intervention chirurgicale tandis que dans d'autres cas de beaucoup les moins fréquents, en raison de l'existence de productions
fibreuses périarticulaires et du raccourcissement des
tendons, l'intervention chirurgicale a été comme dans
notre cas nécessaire pour faire disparaître la déformation ».

Chez cette malade, de plus, les rétractions fibro-
tendineuses étaient complexes, du moins à ce qu'on
en peut juger par la description des diverses manœuvres opératoires qui ont dû être employées.

Il existait non seulement un raccourcissement des
muscles fléchisseurs de la cuisse, mais encore une
sorte de rétraction du tissu fibro-cellulaire du creux
poplité, que l'on dut déchirer.

On peut également noter que cette femme avait
autrefois souffert de douleurs rhumatoïdes sans cependant avoir subi une véritable attaque de rhumatisme.

Mais le fait le plus saillant est en somme la guérison complète qu'on a pu lui procurer, grâce à la connaissance exacte que l'on a pu acquérir, sur la nature
successivement différente de la cause de ses déformations.

Il importe donc à ce qu'on voit de savoir différencier les rétractions fibro-tendineuses de la contracture spasmodique et mieux d'être au fait de la
possibilité de cette terminaison.

Comment reconnaîtra-t-on que la contracture spasmodique a abandonné la place, qui n'est plus occupée que par les rétractions fibro-tendineuses?

Ce diagnostic est possible le plus souvent avec les moyens d'exploration ordinaires, mais dans certains cas on devra pour plus de certitude avoir recours à la narcose chloroformique qui résout complètement les contractures spasmodiques pures non compliquées.

Les mouvements spontanés sont totalement impossibles lors de contracture, on peut les exécuter dans des limites déterminées lors de rétraction fibreuse.

Les mouvements communiqués sont également difficiles dans tous les sens dans le premier cas, ils sont aisés dans certains sens, dans le second. Lorsqu'on les imprime au membre *contracturé* on éprouve une sorte de résistance élastique « sensation de ressort tendu, si c'est au membre *rétracté* on perçoit tout à coup une apparence de ressaut qui montre qu'on a affaire à un obstacle mécanique et non plus physiologique.

Quand la déformation, comme dans la plupart des cas que nous avons relatés, consiste dans un pied bot équin, si l'on fléchit tout d'un coup le pied avec une certaine violence, on sent et on entend presque le « claquement du tendon d'Achille ».

On peut de plus constater que les réflexes tendineux ne sont pas exagérés et qu'il n'existe pas de trépidation spinale.

Le procédé de la bande d'Esmarch peut aussi rendre service pour assurer le diagnostic dans quelques cas : on sait que l'ischémie déterminée par son application suffisamment prolongée fait disparaître le spasme musculaire ; par suite on pourra attribuer les déformations qui subsistent malgré la constriction à des lésions autres que la contracture.

Quoi qu'il en soit, dans les cas difficiles, la narcose chloroformique poussée jusqu'à ses dernières limites lèvera tous les doutes, en faisant disparaître complètement la contracture spasmodique, en restant sans aucune action sur les déformations dues aux rétractions tendino-fibreuses.

« Les productions fibro-tendineuse sont rares, dit M. Charcot[1], dans les contractures hystériques, alors même qu'elles ont duré de longues années ; la disparition de la contracture spasmodique peut se faire progressivement ou même subitement sans laisser après elle aucune trace de rigidité articulaire, alors même que la rigidité par contraction a duré plusieurs mois, voire plusieurs années ; mais il faut reconnaître que le fait n'est pas absolument général ; et il faut savoir que les rétractions fibreuses peuvent compliquer les contractures hystériques comme elles compliquent les paralysies organiques. Je pourrais même citer trois exemples de ce genre dont deux par une singulière coïncidence chez des dames russes. » — Déjà, j'ai insisté sur le fait de l'inconstance de l'apparition de cette complication non seulement dans la contracture spasmodique en général, mais dans la même variété de spasme.

Aussi eut-il été intéressant de déterminer rigoureusement les causes qui leur donnent naissance. M. Charcot ne se prononce pas catégoriquement à ce sujet, mais il laisse entendre qu'elles sont peut-être

1. *Loco citato.*

sous la dépendance de la diathèse arthritique, qui prédispose, comme on sait, aux manifestations morbides du tissu fibreux.

A l'appui de cette hypothèse on pourrait même invoquer l'extrême fréquence de cette complication dans les contractures d'origine articulaire, fréquence que nous avons signalée.

Mais il existe aussi à l'encontre de cette manière de voir divers arguments qui nous empêcheraient de la généraliser à tous les cas.

Tout d'abord dans certaines observations, les rétractions tendino-fibreuses de cet ordre se sont établies chez des sujets complètement indemnes de toute manifestation arthritique, et dont les parents euxmêmes n'étaient pas rhumatisants. — De plus la fréquente association de la diathèse arthritique et névropathique qu'a démontrée M. Charcot, rendrait mal compte de la rareté de la complication.

Deux points restent à élucider relativement à la question proposée. Quelle est la lésion exacte que nous avons cru pouvoir qualifier de rétraction fibrotendineuse ? quelle en est la cause ?

Pour résoudre catégoriquement le problème il nous eût fallu des autopsies. Malheureusement, il ne nous a pas été donné de recueillir des documents à cet égard, aussi en serons-nous réduit aux conceptions hypothétiques les plus satisfaisantes, dont l'exploration clinique des rétractions, d'une part, les enseignements tirés du mode d'intervention et des résultats mêmes des opérations d'autre part, constitueront la base.

Dans la majorité des faits les lésions d'après ces

données paraissent être exclusivement tendineuses.
Or sont-ce les gaines synoviales ou les tendons eux-
mêmes qui sont atteints? A notre avis ce seraient les
tendons eux-mêmes, car s'il s'agissait des gaines il
serait possible, ce qui n'est pas, de constater à un
moment donné, soit de la douleur, du gonflement,
soit un épanchement ou des frottements, signes habituels des altérations de ces synoviales.

De plus, quant à l'affection tendineuse elle-même,
elle ne nous semble pas imputable à une inflammation. En effet, les tendons sont bien peu susceptibles
de s'enflammer, et l'on concevrait malaisément
qu'une contracture spasmodique laissât tous les tissus indemnes, et affectât précisément les plus résis-
tants d'entre eux, sans compter qu'à aucun moment
on n'a pu observer aucun signe attestant la période
initiale inflammatoire de ce trouble.

Aussi serai-je disposé à supposer qu'il s'agit, dans
l'espèce, de ruptures de fibrilles tendineuses. La cause
prédisposante des solutions de continuité résiderait
dans la fragilité pathologique du tendon attribuable
à ce que le muscle contracturé absorbe un excès de
matériaux nutritifs à son détriment, la cause déterminante serait représentée par le tiraillement que
produit le muscle rigide. La rétraction cicatricielle de
ces fibrilles rupturées serait l'agent de la rétraction
tendineuse.

Ce mécanisme admis, on s'explique dès lors que
les rétractions tendineuses ne se produisent pas dans
tous les cas puisqu'il ne s'agit plus que de la résistance de ces organes, variables comme celle de tous
les autres, selon l'individu. De même on comprend

l'absence de signes inflammatoires. Enfin il n'est plus besoin de l'intervention pathogène d'une influence diathésique inconstante.

Toutefois M. Charcot nous a fait remarquer très justement à l'encontre de notre hypothèse, que les rétractions fibreuses étaient plus rares dans le cours des contractures hystériques que lors de contractures organiques, alors que les premières sont d'ordinaire beaucoup plus intenses, tiraillent plus les tendons et par suite devraient plutôt entraîner les ruptures fibrillaires. Mais ne peut-on invoquer les conditions meilleures de résistance des tendons chez les hystériques chez lesquels les troubles trophiques sont exceptionnels, que chez les organiques chez lesquels il sont habituels ? De sorte que nous serions ainsi disposé à admettre une fragilité par trouble trophique du tendon comme prédisposition ; la rareté des troubles trophiques chez les hystériques nous rendant compte de la rareté de cette complication chez eux.

CHAPITRE IV

Les indications thérapeutiques varient selon les
diverses phases de l'évolution du spasme sinon selon
les différentes affections dans lesquelles il se rencontre, aussi les considérons-nous en nous plaçant à
ce point de vue seul de leur évolution.

Contracture latente. — Lorsqu'il n'existe encore
que de la tendance au spasme, c'est-à-dire de l'exagération des réflexes tendineux, de la trépidation spinale... etc., le traitement ne pourra être que pro-
phylactique en quelque sorte.

On devra non seulement prévenir un traumatisme
occasionnel, mais encore et surtout s'abstenir de toute
intervention susceptible d'exagérer l'opportunité morbide et de la transformer en une manifestation plus
accusée, et réalisant elle-même un traumatisme.

Il n'est pas très rare que dans ces cas une thérapeutique mal conçue, ou mal appliquée, soit l'occasion
du développement de la contracture ; telles sont, par
exemple, les pointes de feu apposées brutalement ou
plutôt intensivement.

L'ingérence médicale pourra se montrer toutefois

moins passive, et il sera loisible de combattre l'éréthisme de la substance grise à l'aide de révulsif légers
à l'extérieur, de certains médicaments antispasmo-
diques ou vaso-constricteurs à l'intérieur, dans le
détail desquels cette étude générale nous interdit
d'entrer.

Contracture réalisée. — Toutefois dans le cas de
contracture réalisée, le traitement différera selon que
le spasme sera hystérique ou organique. Dans ce dernier cas il ne mérite pas d'être mentionné car il est
englobé dans la médication générale dirigée contre les
diverses affections sous la dépendance desquelles la
contracture survient.

Nous n'avons donc en vue cette fois que la contracture hystérique dans ce paragraphe. Il est à ce sujet
une remarque préliminaire dont l'importance ne doit
pas être méconnue.

Alors que les contractures *provoquées* disparaissent
avec la plus grande facilité et au gré de l'opérateur,
les contractures spontanées sont extrêmement difficiles à guérir et peuvent se perpétuer des mois et des
années. A quoi cela tient-il? « Je n'hésite pas, dit
M. Charcot[1], après s'être posé cette question, à décla-
rer que dans mon opinion cela tient surtout à ce que
les contractures artificielles sont traitées et guéries à
peu près aussitôt qu'elles ont été produites ou peu de
temps après, tandis que les contractures dites spontanées sont en général abandonnées longtemps à elles-
mêmes, et ne sont combattues que tardivement alors
qu'elles ont pris droit de domicile et qu'il s'est constitué pour ainsi dire là une sorte d'accoutumance. Je

1. Leçons, *in Rev. de l'Hypnotisme*, n°s 10 et 11-1887.

ne connais pas de faits contraires à cette opinion en faveur de laquelle je puis alléguer que dans notre service ou à la suite d'accès convulsifs de chutes, etc., les contractures naissent fréquemment, nous ne les voyons jamais persister par la simple raison qu'elles sont combattues à l'état naissant aussitôt qu'elles apparaissent ».

De là suit que c'est surtout contre les contractures récentes que l'on devra employer les quelques procédés thérapeutiques que nous indiquerons, les contractures anciennes étant presque directement inaccessibles à ces moyens. Nous dirons plus : contre ces dernières, l'expectation sera souvent de mise, et en tous cas on devra agir avec la plus extrême prudence dans la crainte de s'exposer à les compliquer. Mais, et surtout, qu'on se garde bien dans ces cas tant que le spasme existe, de toute tentative chirurgicale ; c'est là une règle qui ne souffre pas d'exception, et qui si elle n'a plus besoin d'être démontrée après ce qu'on sait déjà, valait d'être encore formulée. Elle est en effet très souvent méconnue ; en présence de déformations longtemps persistantes, le médecin se résigne difficilement à l'inaction, et après avoir épuisé en vain toutes les ressources thérapeutiques afin de « faire quelque chose » il a finalement recours à l'intervention chirurgicale. Or dans ces conditions quel que soit le mode opératoire suivi, les résultats sont déplorables, car non seulement la déformation n'est pas guérie, mais le plus ordinairement elle est compliquée, et toujours elle est aggravée. Longue serait la liste des accidents qu'ont occasionnés ces mesures inopportunes prises au mépris du vieil adage *primo non nocere*. L'observation n° XIII peut servir d'exemple à l'appui, et il nous eut été facile d'en rassembler un plus grand nombre.

Relevons donc comme principes généraux, que s'il ne faut pas laisser « flâner » les contractures à leur début, il n'y faut pas non plus « toucher » tant que le spasme existe, suivant les expressions familières, employées par notre maître dans ses causeries cliniques.

Voici quels sont dès lors les procédés qu'on emploiera sans danger en tous cas, avec succès habituel dans les cas récents, avec quelques chances dans les cas anciens. Ces moyens ne sont pas qu'empiriques, ils résultent en somme de l'étude des contractures artificielles, analogues comme on a vu aux contractures spontanées, et qui constituent de la sorte de véritables expériences en la matière.

Le *massage* des masses musculaires, sous l'influence duquel disparaissent aisément les contractures provoquées, pratiqué avec légèreté et précaution dans les cas de contracture spontanée peut être suivi de succès. C'est sous son influence que la malade H... qui fait l'objet d'une de nos observations a vu son spasme disparaître.

La contracture a quelquefois cédé à l'action de l'*électricité statique* : les résultats de cette manœuvre sont cependant assez incertains et exigent des connaissances spéciales, de plus l'emploi de cet agent est peu accessible à la pratique de la ville.

Les *œsthésiogènes*, et en particulier l'aimant agissant par tranfert d'un côté du corps à l'autre lorsque la contracture est unilatérale, comptent à leur actif un certain nombre de guérisons, mais leur application devient impossible dans les cas de contracture double.

Parfois la *suggestion* impérieuse *à l'état de veille* a fait disparaître la contracture, à l'instar d'une émotion morale vive, mais l'infidélité de ce procédé ne permet pas de le recommander.

La *suggestion* à l'état de *sommeil hypnotique* réussirait mieux ; je dois dire toutefois que les ter.ninaisons heureuses qu'on lui doit sont relativement plus rares qu'on ne le pourrait supposer ; cela pour deux motifs : 1° tous les sujets ne sont pas hypnotisables ; 2° même dans l'état d'hypnose la suggestion peut être innefficace.

La contracture hystérique constitue souvent ce que l'on appelle une hystérie locale, c'est-à-dire que dans ces cas, les sujets ne présentent les autres manifestations de la diasthèse, et en particulier la propension au sommeil hypnotique, qu'à un très faible degré ; on ne peut pas alors songer à la suggestion.

D'autres fois l'hypnotisme est réalisable, mais il s'agit de petit hypnotisme, et dans ce dernier cas ou bien la suggestion est sans action sur la manifestation spasmodique, ou bien elle ne prolonge pas ses effets au delà du sommeil. Peut-être alors arrivera-t-on, soit en insistant à plusieurs reprises, soit en prolongeant très longtemps les suggestions, à obtenir un résultat. Il existe en effet diverses observations à l'appui de ces données, entre autres celle publiée par M. Grasset[1] qui guérit de cette façon une contracture datant de six mois. Je puis même relater à ce propos

1. *Semaine médicale*, mai 1886.

l'histoire d'une malade qu'il m'a été donné d'observer et qui a fait le sujet d'une des leçons cliniques du professeur Charcot[1], de laquelle j'extrais ce qui suit : Ph... âgée de 17 ans a des antécédents nerveux remarquables. L'hystérie a débuté chez elle il y a près d'un an et s'est caractérisée par des attaques intenses. — A la suite d'un traumatisme léger, elle a été atteinte, il y a huit mois, d'une contracture du membre inférieur gauche (pied dévié en dedans, rigidité du genou, et rotation de la cuisse). Elle ne présenta dès ce moment pour tout stigmate hystérique que de la diathèse de contracture.

On provoque chez Ph... le petit hypnotisme et dans cet état on obtient par suggestion la disparition du pied bot ; mais à peine la malade est-elle réveillée que la déformation se reproduit telle quelle immédiatement. Cependant quelquefois la guérison se maintient pendant une heure.

Pendant l'espace de trois mois on constata maintes fois ce phénomène particulier. Mais une série d'hypnotisations et en même temps de suggestions ayant été pratiquées pendant trois heures consécutives, la déformation disparut et ne revint plus. La guérison est actuellement définitive.

Ce cas est un type moins caractéristique mais peut-être plus instructif de guérison par suggestion hypnotique. Ainsi, la suggestion à l'état de veille et à l'état de sommeil artificiel peuvent entraîner la guérison ; il en serait de même dans certains cas de la suggestion pendant le sommeil naturel, du moins une curieuse observation récemment publiée par M. Janet ne tendrait à

1. *Rev. hypnotisme, loco citato.*

rien moins qu'à l'établir. — Il s'agissait, dans ce cas, d'une contracture de la jambe gauche (avec pied en équinisme) et de la cuisse droite datant de un an et demi. Un appareil plâtré avait été appliqué sans résultat aucun, et la malade sortie d'un premier service de chirurgie, était rentrée dans un autre service également de chirurgie. M. Janet après avoir tenté à diverses reprises de plonger cette malade dans le sommeil hypnotique, n'arriva qu'à déterminer un état vague de petit hypnotisme pendant lequel la suggestion n'était jamais exécutée. Toutefois il s'aperçut que ses pratiques déterminaient une fatigue à la suite de laquelle la malade tombait dans un sommeil *naturel* très profond, au point qu'elle pouvait en cet état causer avec ses voisines sans se réveiller. C'est pendant un état de ce genre que les suggestions furent suivies de guérison[1].

J'ai indiqué le rôle thérapeutique joué par le transfert de la contracture d'un côté du corps à l'autre côté à l'aide de l'aimant.

M. Babinski[2], après avoir montré « que deux sujets peuvent jouer au point de vue du transfert l'un par rapport à l'autre, un rôle analogue à celui que joue chez un seul sujet un côté du corps par rapport à l'autre » déduisit de cette découverte par analogie un nouveau procédé thérapeutique.

Le malade atteint de contracture et le sujet hypnotisé sont placés dos à dos, assis, l'aimant est appliqué à côté du membre supérieur du sujet sain qui ne tarde pas à reproduire la contracture du sujet malade.

1. *Gazette médicale de Paris*, 9 juillet 1887.
2. Public. *Progrès médical*, 1885. — Soc. biologie, novembre 1886.

Par suggestion on fait disparaître le spasme transmis et après avoir répété l'expérience un nombre variable de fois, il arrive ordinairement que la contracture du malade disparaît.

Si les succès, par cette méthode, ne sont pas constants d'une façon absolue, je dois reconnaître qu'ils paraissent en tout état de cause plus certains que par les autres procédés, et que je l'ai vu réussir là où ceux-ci avaient échoué.

Notre observation n° 1 est un ensemble démonstratif et qui vient à l'appui non seulement de la transmission des faits de contracture en particulier, mais de la méthode en général.

Toutefois la nécessité, pour l'emploi de ce traitement, de pouvoir disposer d'un sujet hypnotisable, en restreint singulièrement l'application, sans diminuer la valeur du mode thérapeutique qu'a tiré M. Babinski des résultats de ses intéressantes expériences.

Contractures compliquées. — Lorsque la contracture spasmodique se complique de rétractions fibro-tendineuses, la conduite à tenir devient toute différente. Si le spasme peut disparaître spontanément, la lésion fibreuse, elle, demeure indélébile, et maintient indéfiniment la déformation originellement spasmodique.

La seule chirurgie a au contraire dans ces cas les moyens de redresser l'attitude vicieuse, et maintenant seulement doit se poser la question d'une intervention chirurgicale, selon les indications qu'a nettement formulées M. le professeur Charcot[1].

1. La nécessité d'une intervention chirurgicale dans certains de ces

Dès à présent on la pourra résoudre à coup sûr.

Déjà, en effet, nous possédons les éléments d'appréciation des indications, et ici nous considérons de nouveau la contracture spasmodique en général, quelle qu'en soit l'origine, hystérique ou organique.

Lorsque dans un cas de contracture l'élément spasmodique aura disparu et qu'on sera assuré que la déformation est le résultat de rétractions fibro-tendineuses, qui seules s'opposent à la bonne position et à l'usage des membres, il y aura lieu de recourir à une opération consistant en la section des tendons ou des brides qui maintiennent l'attitude vicieuse.

Or, on peut, j'ai dit comment, constater cliniquement l'absence du spasme musculaire, et se rendre compte du siège des lésions fibreuses, puisque l'exploration pendant la narcose chloroformique, qu'il sera prudent, pour le moins de tenter avant de prendre une décision, confère la presque certitude à cet égard.

Dans cette question, les indications chirurgicales sont même d'une précision saisissante, puisque dans un cas (*spasme*) non seulement il faut s'abstenir, mais toute intervention est condamnable, et dans un autre (*rétraction fibreuse*) l'opération est seule capable de guérir.

Il s'agira seulement de diagnostiquer avec certitude

cas a été déjà indiquée en 1851 par Villiam-Cowlson. « J'ai vu qu'il était quelquefois nécessaire, dit-il, de faire l'opération de la section sous-cutanée des tendons dans des cas de contracture des membres chez des filles hystériques. »

si la cause de la déformation réside dans la contracture musculaire ou dans la rétraction fibro-tendineuse.
Il ne nous appartient pas d'indiquer par le détail la
technique opératoire à suivre[1] : qu'il nous soit permis
d'ajouter que la lecture de nos observations justifie
amplement *à posteriori* la ligne de conduite que nous
préconisons.

Donc, même au point de vue thérapeutique, la
contracture spasmodique conserve ce caractère unitaire qui lui mérite, à notre avis, d'être considérée
comme une entité séméiologique distincte, malgré
la diversité des affections qui lui donnent naissance.

1. Voir à ce sujet le mémoire de M. Terrillon.

TROISIÈME PARTIE

DES PSEUDO-CONTRACTURES

CHAPITRE PREMIER

Nous classons dans cette catégorie les rigidités musculaires involontaires et durables qui ne présentent pas le caractère spasmodique.

Ces rigidités, comme on le verra, sont différentes aussi à d'autres points de vue du groupe précédent : elles ne procèdent pas d'une altération spinale, et sont sous la dépendance d'un état pathologique du muscle. Aussi convenait-il de les en séparer complètement : et c'est pour accentuer plus vivement encore cette scission que nous les désignons sous ce nom de pseudo-contractures. Les analogies qui rapprochent la *contracture spasmodique* de la *contraction tonique,* nous ont paru mériter à celle-ci de conserver son appellation ; les attributs tout autres des états musculaires dont nous allons nous occuper légitimant jusqu'à un certain point le terme que nous proposons.

Les signes communs des pseudo-contractures, signes à l'aide desquels nous les grouperons, non seulement sont peu nombreux, mais encore peu importants, en sorte que la réunion de ces états musculaires est au moins artificielle. Aussi serait-il impossible de tracer ici, comme pour la contracture spasmodique, une étude d'ensemble. Nous avons noté déjà la plupart des signes communs plutôt négatifs des pseudo-contractures : avant que de les rappeler, définissons ce qui est leur principal caractère, la rigidité musculaire.

La sensation que donne au toucher le muscle atteint de pseudo-contracture, est celle d'une dureté particulière, d'une résistance fibreuse, qui diffère incontestablement de la consistance plus *rénitente* de la contracture spasmodique. Cette roideur de plus est invariable.

L'élasticité du muscle est presque abolie, aussi lorsqu'on cherche à l'étendre on éprouve la résistance d'un obstacle insurmontable.

Les déformations qui résultent des pseudo-contractures varient avec les localisations du trouble qui se font soit sur des unités musculaires, soit sur plusieurs muscles. Il importe de remarquer à ce sujet que cette localisation n'atteint pas constamment des groupes synergiques comme dans le cas de spasme.

Le volume des muscles est très différent car il n'est pas en rapport avec l'intensité du trouble, mais avec la nature de la lésion déterminante : aussi le voit-on, exagéré (Pseudo-contracture de la paralysie pseudo-hypertrophique), normal (Pseudo-contracture parkinsonnienne), et diminué (Pseudo-contracture des myopathies atrophiques progressives). Les réflexes tendineux sont normaux, diminués ou abolis, mais jamais exagérés, fait capital comme nous l'avons dit, au point de vue de la scission que nous avons faite.

Les réactions électriques des muscles atteints de pseudo-contracture peuvent être altérées, mais les troubles qu'ils présentent sont sous la dépendance des diverses altérations pathogènes de la rigidité et par suite n'ont avec celle-ci qu'un rapport éloigné. La narcose chloroformique qui résout la contracture n'a aucun effet sur les pseudo-contractures.

En somme, le seul signe constant dans tous les cas est la roideur : à part cette modification commune de la consistance du muscle, et la gêne fonctionnelle identique qui en résulte, tous les autres phénomènes diffèrent absolument de ceux qu'offre la contracture spasmodique d'abord, et sont de plus inconstants dans les variétés elles-mêmes de pseudo-contractures. Aussi serait-il impossible d'abstraire la *pseudo-contracture* des maladies dans lesquelles elle s'observe, et devrons-nous l'étudier dans chaque affection en particulier.

Nombre d'affections essentiellement musculaires ou non, présentent la pseudo-contracture comme symptôme principal ou accessoire. On peut l'observer lors de contusion ou de traumatisme des muscles, à la suite de corps étrangers, de gommes et de tumeurs. On la rencontre dans les inflammations, dans les myosites avec ou sans suppuration. Elle survient sous l'influence de certains troubles de la circulation sanguine, en particulier de l'ischémie longtemps prolongée. Elle est signalée, sous le nom de *rétraction* jusqu'à présent, dans les myopathies progressives primitives ; elle existe enfin qualifiée de rigidité dans la maladie de Parkinson.

En raison de ces multiples altérations myositiques

dont elle est la manifestation banale, la pseudo-contracture demanderait, comme nous l'avons dit, à être étudiée en particulier dans chacun de ces cas. Il n'existe pas en somme *une* pseudo-contracture, mais *des* pseudo-contractures, traumatiques, inflammatoires, ischémiques... etc. Nous nous bornerons toutefois à l'étude de certaines d'entre elles, omettant volontairement celles qui nous ont paru d'un intérêt moindre.

Nous avons choisi comme types : 1° les pseudo-contractures *ischémiques* en raison de leur fréquence et de leur portée pratique, actuellement encore très méconnue ; 2° les pseudo-contractures de la maladie de Parkinson, dont l'importance nosographique s'est grandement étendue dans ces derniers temps ; 3° les pseudo-contractures des myopathies primitives dont la connaissance est de date récente.

Ces raisons étaient déjà suffisantes pour déterminer notre choix, que nous justifierons mieux encore en ajoutant que nous nous en sommes tenu à l'étude de ces types, parce que, pour ceux-là seuls, il nous a été donné de recueillir des documents : observations et examens nécroscopiques. Enfin disons de plus qu'aucun de ces états morbides n'est encore nettement catégorisé.

CHAPITRE II

Dans un certain nombre de cas, l'ischémie produite sur un membre par l'oblitération d'un gros vaisseau, entraîne entre autres conséquences la rigidité des muscles de ce membre ; ce sont ces rigidités que je me propose d'étudier ici.

Les auteurs qui les signalent (M. J. Simon en particulier) les classent parmi les contractures, quoiqu'elles diffèrent à tous égards des contractures spasmodiques ; elles offrent par contre, comme nous le verrons, la plupart des caractères que nous venons d'assigner aux pseudo-contractures, et nous ont paru mériter, de ce fait, d'être différenciées sous le nom de pseudo-contractures ischémiques. Très souvent elles font partie du cortège symptomatique de la « claudication intermittente » et c'est à l'occasion de cette affection qu'elles ont été mentionnées tout d'abord.

La première notion des faits de ce genre a été, comme on sait, introduite dans la pathologie humaine par M. Charcot dans un mémoire présenté à la Société de Biologie en 1856, sous la dénomination de : *claudication intermittente par oblitération artérielle* [1]. Jusque-là les phénomènes de cet ordre n'étaient connus qu'en médecine vétérinaire où H. Bouley les avait décrits pour la première fois en 1831.

M. Jaccoud [2] cite un fait (1864) qu'il rapproche de la claudication intermittente telle que l'a observée M. Charcot.

En 1869 Gueneau de Mussy consacre, à son tour, une leçon clinique à ce syndrome, et l'observation de son malade est l'occasion d'un remarquable travail de M. Sabourin sur ce sujet [3].

Les données de l'expérimentation contribuent alors à élucider la pathologie de cette affection, en même temps qu'elles font connaître les effets plus généraux de l'ischémie sur les fonctions des muscles. Déjà, l'expérience célèbre de Stenson [4] avait ouvert la voie dans cette direction, mais ce sont surtout les travaux de M. Brown-Séquard [5], Stannius [6], Schiffer [7] qui complétèrent nos connaissances à cet égard.

Quelques chirurgiens ont aussi décrit un genre de contracture analogue survenant, soit à la suite de l'application d'un appareil trop serré, soit après une ligature artérielle.

1. Charcot. Sur la claudication intermittente observée dans un cas d'oblitération complète de l'une des artères iliaques primitives (Société de biologie, 1858, 2° série, t. XII, p. 228).

2. Jaccoud. Les paraplégies et l'ataxie du mouvement (Paris, 1864, p. 300).

3. Sabourin. Th. Paris, 1873,

4. Stenson. *Elementorum myologiæ specimen*, 1667.

5. Brown-Séquard (Mémoires de l'Académie des sciences, 1857).

6. Untersuch über Leistungs Fahigkeit der musceln. (Vierordts Archiv. für physiologie. Heilk, 1852, XI).

7. Ueber die Bedentung Stensonschen Vtersuchs (Centralblatt für Vissensch. Heil. an 1869).

Enfin, M. Charcot [1] est revenu à plusieurs reprises sur le syndrome qu'il avait découvert, et a synthétisé à cette occasion la plupart de ces faits.

Nous ne reprendrons pas l'exposé pathologique de la « claudication intermittente par oblitération artérielle » si parfaitement tracé dans les leçons de M. Charcot, mais abstrairons seulement de toutes ces données ce qui a trait à la seule rigidité musculaire dans ses rapports avec l'ischémie, quelle que soit, du reste, la cause de l'oblitération vasculaire.

Dans quelles circonstances se manifestent ces raideurs? Quelle pathogénie leur est applicable? A quelles lésions de la fibre musculaire correspondent-elles? Quels en sont, enfin, les signes?

§ 1er. — Étiologie

Les pseudo-contractures de ce genre ne surviennent que sous l'influence d'une ischémie intense et suffisamment prolongée. Il faut, pour les produire, qu'un tronc artériel important soit oblitéré, et que l'anémie consécutive du territoire vascularisé par ce tronc ne soit pas compensée par la circulation collatérale.

Que si, dans le cas de claudication intermittente, par exemple, l'oblitération incomplète de l'artère entraîne parfois la rigidité, la raideur ne survient alors que pendant le travail du muscle, c'est-à-dire, quand l'apport sanguin suffisant à l'état de repos, est au-dessous de sa tâche pour la contraction de l'organe, et

5. Leçons sur les maladies du système nerveux, t. III, p. 409. Leçon recueillie par M. Babinski (*Progrès médical*, 1867, n° 32, 33).

dans ce cas, l'ischémie n'en est pas moins relativement considérable par rapport à la consommation du muscle en activité.

Cette condition de la production des rigidités ressort au surplus avec évidence de l'examen des observations. On remarque qu'il s'est toujours agi dans les cas relatés, de lésion d'une artère principale, artère iliaque pour le membre inférieur, artère sous-clavière pour le membre supérieur.

L'expérimentation m'a permis de vérifier cette assertion.

EXPÉRIENCE III

Lapin gris adulte. Le 12 mai à 10 heures du matin on découvre et on lie avec du catgut l'artère fémorale gauche, au niveau du pli de l'aine. La plaie est suturée. Il ne se produit pas de rigidité dans le membre, qui reste légèrement parésié pendant toute la journée. Le lendemain et les jours suivants, la rigidité n'est pas apparue.

EXPÉRIENCE IV

Lapin jaune adulte. Le 13 mai à 11 heures du matin on lie l'artère fémorale gauche au niveau du pli de l'aine. Sutures. Précautions antiseptiques pendant l'opération. Aucune raideur n'apparaît ni le jour même de l'opération, ni les jours suivants.

Dans ces deux cas je n'ai pu provoquer de rigidité musculaire par la ligature de l'artère fémorale, par suite évidemment du rétablissement de la circulation par les voies collatérales... La parésie du membre inférieur, qui s'est montrée à la suite de l'opération chez le premier animal, peut être imputée au shock opératoire ou à une lésion du nerf pendant l'opération.

Cette condition capitale remplie, le mode spécial

d'oblitération du vaisseau importe moins. Dans certains cas, il s'agit de thrombose artérielle, soit par endartérite soit par cachexie cancéreuse. M. Charcot a relaté un exemple remarquable de cette dernière catégorie. D'autres fois l'oblitération vasculaire est due à une embolie ; la ligature d'un vaisseau est capable au même titre de la réaliser. Enfin la gêne circulatoire occasionnée par un anévrisme, la compression exercée en un point du vaisseau par un néoplasme, la compression de tout le membre par un appareil peuvent produire des effets analogues. Disons que M. Jules Simon qui dans son article « contracture » du Dictionnaire consacre un paragraphe à ces « *contractures toutes spéciales* », propose d'en rapprocher les contractures du choléra.

§ 2. — Physiologie pathologique

Ce fait dûment établi, que le défaut de circulation sanguine dans les muscles y provoque de la rigidité, nous devons maintenant chercher quelle est la nature de cette rigidité.

Bouley, qui, comme nous l'avons dit, a observé le premier la boiterie intermittente du cheval, pensait que les muscles qui sont sous la dépendance de l'artère oblitérée sont frappés de paralysie, tandis que ceux qui sont situés au-dessus du territoire de cette artère et qui possèdent toutes les conditions de leur activité sont doués de contraction plus puissante d'où l'état de tension de ces muscles. M. Sabourin remarque avec justice à l'encontre de cette opinion que dans les observations où elle a existé chez l'homme la con-

tracture siégeait manifestement au-dessous de l'oblitération.

M. Charcot, lors de sa première observation, ex-
pliquait les contractures par un double mécanisme :
par une excitation des nerfs moteurs, et par les modifications survenues dans le tissu musculaire sous l'influence de la privation du sang.

On pouvait invoquer à l'appui de l'hypothèse de
l'excitation des terminaisons nerveuses, que celles-ci
étaient en contact avec un sang chargé d'acide carbo-
nique. Toutefois M. Brown-Séquard, dans les expériences qu'il a entreprises à ce sujet n'a guère déterminé que des convulsions. Je puis ajouter qu'en
répétant l'expérience de Stenson après section préa-
lable du nerf sciatique chez le lapin, la rigidité n'en a
été en rien modifiée.

Il semble donc s'agir seulement de modifications
du tissu musculaire, et c'est là du reste l'opinion à laquelle s'est rallié exclusivement M. Charcot, opinion
d'après laquelle la rigidité survenant dans ces conditions serait tout à fait comparable à la rigidité cadavérique.

Un certain nombre d'expériences sont de nature à
éclairer mieux le mécanisme de ces phénomènes.
M. Charcot les rappelle dans les notes jointes à sa dernière leçon sur la claudication intermittente. Ce sont
d'abord les expériences de Stenson reprises ultérieurement par Stannius et Brown-Séquard. On lie l'aorte
d'un chien au-dessous de l'origine des artères rénales,
au bout de vingt minutes la sensibilité et la motilité
disparaissent dans tout le train postérieur de l'animal.
Bientôt l'irritation musculaire disparaît, et la rigidité

se montre peu à peu ; si l'on coupe la ligature la rigidité cesse, et les fonctions, irritabilité, motilité, sensibilité, réapparaissent. Le rétablissement de ces fonctions se ferait également d'après M. Brown-Séquard si
l'on injecte dans le vaisseau au-dessous de la ligature
le sang d'un autre animal.

Ce dernier fait est discuté par Hermann [1] qui croit
que Brown-Séquard n'aurait fait que ranimer l'excitabilité presque disparue des muscles, mais n'aurait pas
rendu ses propriétés à un muscle tout à fait rigide.

Cependant, dans ces expériences on occasionne tout
d'abord une anémie médullaire considérable, comme
le démontre le récent travail de M. Spronck [2], de sorte
que les résultats n'ont pas toute la pureté désirable au
point de vue que nous considérons.

Schiffer préoccupé de ce desideratum modifia l'expérience de façon à éliminer les conséquences de
l'anémie médullaire. Pour cela il lia l'aorte tout à fait
au-dessus de sa bifurcation ; on pouvait attribuer,
dans ce cas, à la seule ischémie des tissus des membres inférieurs, les phénomènes consécutifs à la ligature. On observe alors une paralysie motrice et sensitive qui se produit progressivement et n'est complète
qu'au bout d'une heure. Il y a en même temps des
douleurs, de l'abaissement de la température, et l'on
constate que les artères ne battent plus. Ce n'est que
deux heures après le début de l'expérience qu'apparaît la rigidité, qui persiste et est bientôt suivie de

1. Hermann. Die regulirung der Infuhr arteriellen Blutes. (Handbuch
der Physiologie IBd. Theil, 1 p 125).

2. Spronck. Contribution à l'étude expérimentale des lésions de la
moelle épinière déterminées par l'anémie passagère de cet organe
(Arch. pysiologie, 1888, t. I).

sphacèle si on prolonge l'expérience. Au contraire si l'on enlève la ligature, le membre peut recouvrer son état normal.

Les faits de MM. Volkman [1] et Leser [2] réalisent eux aussi presque des expériences à cet égard. Leser a observé lors d'une extirpation de sarcome et de ligature de l'artère fémorale que, dès le lendemain, les muscles du mollet étaient tendus, le pied déformé en équinisme. Cette contracture était le premier signe d'une gangrène qui survint ultérieurement. Il a vu que l'application d'appareils serrés sur des lapins déterminait, au bout de trois heures, la perte de l'excitabilité du muscle, le lendemain ou le troisième jour il se produit de la myosite. C'est de même à la suite de l'application d'appareils à fractures trop serrés et trop longtemps appliqués, ou de la bande d'Esmarch, que Volkmann a observé des rigidités.

Aussi tous les auteurs sont-ils d'accord avec le professeur Charcot sur ce point qu'il s'agit là d'une contracture des muscles analogue à la rigidité cadavérique. L'expérience de Fischer, comme les faits de Leser, démontrent en effet que les centres nerveux n'interviennent en rien dans la pathogénie du trouble musculaire. Les contractures sont donc myogènes, résultant de modifications de la substance du muscle causées par l'ischémie qui les fait apparaître.

§ 3. — Anatomie pathologique.

La nature myopathique de la pseudo-contracture

1. Volkmann (Centralblatt für chirurgie, 1881).
2. Leser (Centralblatt für Klin. medic., 1885).

ischémique démontrée, il nous reste à connaître quelles sont les altérations de la substance musculaire occasionnées par l'ischémie ; en un mot, nous savons que c'est le muscle lui-même qui est lésé mais nous ne savons pas comment il est lésé.

A ce point de vue, nous sommes peu éclairés. En assimilant, comme on l'a fait, cette lésion à celle de la rigidité cadavérique, on ne résout qu'incomplètement la difficulté.

Suivant Volkman, dans ces cas, la substance contractile se coagule et plus tard se résorbe. D'après Vundt, dans la raideur cadavérique ou dans la raideur locale obtenue en empêchant l'apport du sang dans un muscle, la myosine se coagule exactement par le même phénomène chimique qui produit la coagulation dans le plasma musculaire obtenu par expression.

Ces idées étaient assez généralement adoptées quand M. Brown-Séquard communiqua à l'Académie des Sciences une série de recherches expérimentales tendant à démontrer que la théorie d'après laquelle la rigidité cadavérique dépend d'une coagulation de substances albumineuses, est complètement fausse [1].

Ces faits consistent surtout en ce qui suit :

Il existe pendant toute la durée de l'état cadavérique des sortes de fluctuations ; or l'allongement et le raccourcissement alternatif des muscles ne peuvent être expliqués par la production de coagulation de substances albumineuses. Lorsque la rigidité est déjà ancienne, les muscles raidis peuvent être assouplis aisément. Dans ces conditions, même le 19°,

1. A. des sciences, 11 octobre 1885.

le 23°, le 26° jours, etc., M. Brown-Séquard a pu constater que la rigidité détruite reparaissait chez un grand nombre d'animaux de diverses espèces, mais surtout chez le chien. La rigidité peut survenir après l'assouplissement des membres non seulement le jour même, mais aussi un nombre considérable de jours après, et cela jusqu'à l'apparition de la putréfaction. Nysten avait nié ce retour. Sommer l'avait vu sans en donner l'explication ; en 1858 l'auteur démontra que la rigidité disparue pouvait reparaître ; du reste cette rigidité ne disparaît qu'au moment de la putréfaction.

Si à l'aide d'un moteur hydraulique on imprime constamment pendant 6, 7, 8, 10 heures un mouvement à un membre d'animal mort depuis quelque temps, soit avant, soit pendant l'apparition de la rigidité, ce membre reste souple durant tout le temps qu'il est remué, mais il raidit très rapidement dès qu'on cesse de le mouvoir.

Enfin, si l'on fait exécuter à la main une série de mouvements des muscles, la rigidité survient après la cessation des mouvements et le membre devient aussi raide que le membre non agité.

Quoi qu'il en soit de la nature de la raideur cadavérique, on ne saurait cependant l'identifier complètement à la rigidité ischémique. En effet, l'interruption de la circulation, même si elle n'est que temporaire, entraîne ultérieurement des désordres anatomiques et la contracture par ischémie aboutit ainsi à un rétrécissement organique irrémédiable du muscle ; il se produirait un processus de régénération, sorte de cirrhose musculaire portant surtout sur les faisceaux les moins immédiatement atteints.

On a noté du reste que de tous les tissus le muscle est un de ceux qui supporte le moins longtemps la privation du sang.

On sait, en effet, que les divers organes offrent des degrés de résistance à l'anémie variables en raison de la vitalité de leurs éléments spécifiques. Comme il était à prévoir, il résulte des expériences de Litten [1] que plus un organe est vascularisé, plus sa fonction exige d'activité circulatoire, plus aussi est grande sa vulnérabilité vis-à-vis de l'ischémie.

M. Spronck [2], dans son étude des lésions de la moelle épinière déterminées par l'anémie passagère de cet organe, a fait des ligatures temporaires de l'aorte, et a observé consécutivement des lésions musculaires chez un lapin ayant survécu 32 jours après une ligature de l'aorte de 1 heure de durée. Il s'agissait surtout d'atrophie simple des faisceaux primitifs avec conservation de la striation, et de sclérose interfasciculaire. Mais comme dans son cas il existait des lésions considérables de la moelle à la suite de l'anémie, il n'est pas possible de différencier ce qui, dans ces altérations des muscles, est la conséquence de l'anémie musculaire elle-même, et ce qui dépend (en tant que trouble trophique) de l'affection de la moelle.

Nous avons nous-même entrepris quelques expériences dans le but d'élucider cette question anatomo-

1. M. Litten. Untersuchungen über den hœmorrhagischen Infarcet und über die Eimvoikung arterieller Anamie anf das lebende Gewebe (Zeitschr. für Klin. Med, Bd 1, S. 131 ; 1880).

2. *Loco citato.*

pathologique. Elles sont encore trop peu nombreuses pour nous permettre de résoudre le problème ; aussi nous proposons-nous d'en faire l'objet d'un travail ultérieur.

Nous citerons cependant l'expérience suivante au sujet de laquelle nous avons cru saisir une ébauche d'altération anatomique des muscles, appréciable, après la ligature de l'aorte abdominale, très peu au-dessus de sa bifurcation.

EXPÉRIENCE V

24 juillet 1 heure 1|2. On lie avec un fil de catgut l'aorte abdominale d'un lapin adulte un peu au-dessus de sa bifurcation. L'opération est faite aisément après ouverture de l'abdomen l'animal étant éthérisé. Lavage antiseptique, sutures. Après l'opération le train postérieur est légèrement parésié, les membres sont flasques. 3 heures après à 4 1|2, la paraplégie flasque s'accentue, les membres sont froids, les réflexes tendineux du genou sont abolis. A 5 heures les membres sont moins mous. La rigidité n'est réellement appréciable que le soir à 7 heures. Elle augmente dans la nuit, et le lendemain matin à 8 heures elle est très prononcée ; les pattes sont dans l'extension, il faut assez de force pour vaincre la raideur ; à 11 heures la rigidité a beaucoup augmenté. L'animal succombe à 2 heures 1|2, le même soir à 5 heures les pattes postérieures commencent à mollir, alors que les pattes antérieures se raidissent.

Autopsie. — A l'ouverture de l'abdomen on ne constate pas de péritonite : la vessie est énormément distendue, grosse comme un œuf de poule.

La ligature a porté sur l'aorte abdominale, à 1 centimètre 1|2 au-dessus de sa bifurcation. Les muscles des pattes postérieures sont exsangues encore assez rigides : les artères fémorales sont vides : il existe un peu d'œdème à la partie supérieure des deux cuisses.

Examen histologique. — Des fragments des muscles de la cuisse ont été excisés immédiatement après la mort, et mis à durcir dans la liqueur de Muller.

Le durcissement a été complété dans la gomme et l'alcool, ou par la celloïdine. Des coupes ont été colorées, au picro-carmin, ou carmin lithiné et à l'éosine hématoxylique.

L'examen à un faible grossissement d'une coupe transversale d'un adducteur. (Oc. 1. Obj. 2. Verick) permet de constater que les faisceaux musculaires sont moins intimement accolés qu'à l'état normal ; il existe une sorte de dissociation de ces faisceaux assez uniformément répartie, quoique plus accentuée

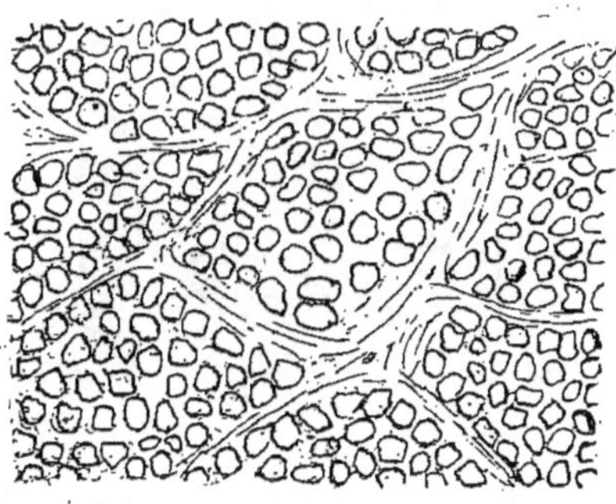

Fig. 6.

sur les groupes de fibres considérées les unes par rapport aux autres, que sur les unités musculaires entre elles. De là résultent des vides entre ces groupes vides dans lesquels le tissu conjonctif est également dissocié et par suite plus appréciable quoiqu'il ne soit pas autrement modifié. (Voir la fig. 6).

A l'aide d'un plus fort grossissement on voit mieux encore cet écartement des faisceaux musculaires entre eux. De plus les champs de Cohnheim sont plus appréciables, et, dans certains points de la préparation où les fibres musculaires sont coupées en long on observe une exagération très manifeste de la striation longitudinale [1]. Quant à la striation transversale, elle est respectée. (Voir la fig. 7).

On remarque aussi que les vaisseaux sont vides, et qu'à leur niveau se trouvent des leucocythes en assez grande abondance. La lumière de certaines artérioles est obstruée par des cellules endothéliales desquammées.

Ce sont là, à la vérité des altérations peu intenses,

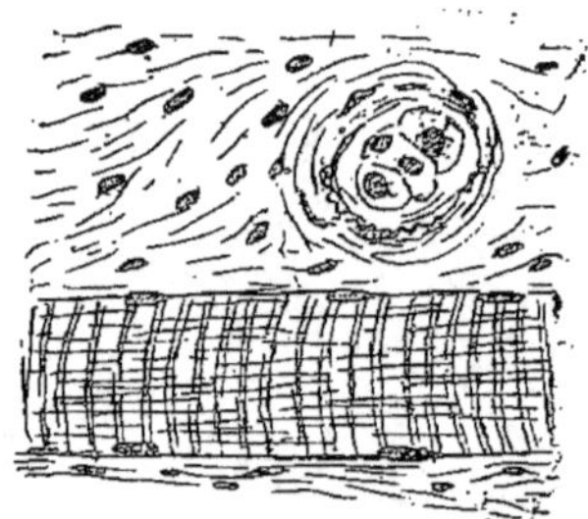

Fig. 7.

lésions de début dont la mort assez rapide de l'animal a entravé l'évolution. Toutefois il paraît s'agir d'une véritable dissociation des fibres musculaires, dissociation tout à fait intime des éléments ; celle-ci s'expliquerait du reste assez bien par la combinaison réalisée pour la produire de l'action mécanique d'un œdème interstitiel et de l'action chimique dissolvante bien connue des produits de désassimilation de la fibre musculaire.

---

1. On sait que le muscle grand adducteur du lapin est un muscle blanc où la striation longitudinale est ordinairement peu marquée (Ranv).

§ 4. — Signes

Nous ne saurions faire mieux pour exposer les signes des pseudo-contractures ischémiques que de rapporter l'observation de M. Charcot, à laquelle nous avons fait déjà illusion.

Une femme de 60 ans, atteinte de cancer rectal depuis dix-huit ans, ressent, le 16 juin 1867, des frémissements dans les doigts de la main gauche, à cet état succède une vive douleur qui empêche tout sommeil, et, le matin, on observe une contracture dans le coude gauche.

Le biceps est raide comme une corde, la main est fléchie sur l'avant-bras, les doigts étendus forment un crochet sous lequel passe le pouce. Il est impossible d'étendre complètement ces parties, et la pression comme les tentatives d'extension provoquent de la douleur ; l'avant-bras présente une couleur pâle comme de la cire, les doigts à partir des phalanges offrent une couleur violacée ; la sensibilité abolie au niveau des doigts et de la main, reparaît au-dessus du poignet comme on peut s'en assurer par le pincement.

Les parties atteintes de contracture semblent amaigries, desséchées, et leur température est très basse.

Le pouls est insensible du côté malade, mais appréciable à droite où il est très faible et irrégulier. La température dans l'aisselle droite et gauche est de 36 degrés.

Le lendemain 17 juin, la rigidité persiste dans le coude, l'extension est difficile, le biceps saillant, les mains présentent une teinte pâle, une algidité plus prononcée. l'extrémité des doigs est plissée, violacée.. Toutes ces parties sont anesthésiées ; la sensibilité a disparu jusqu'au coude où elle reparaît.

Le pouls droit devient imperceptible à son tour (battements du cœur très faibles et irréguliers) et la température de l'aisselle des deux côtés s'abaisse à 35 degrés 8/10.

La pression de l'épaule droite et de l'avant-bras provoque également comme à gauche de vives douleurs, mais on ne constate aucune contracture ; l'exploration de l'artère humérale ne permet point de la découvrir. Pendant ce temps le pouce gauche s'est dégagé, il n'est plus courbé et fléchi dans la paume de la main ; on peut facilement lui faire exécuter quelques mouvements.

Le troisième jour, 18 juin, le membre supérieur gauche qui était contracturé est aujourd'hui atteint de flaccidité complète, les mouvements volontaires sont impossibles ; et l'anesthésie se maintient ; la peau des mains est ridée blanche jusqu'aux phalangines où elle devient violacée ; l'algidité existe dans le tiers inférieur de l'avant-bras, plus haut la température est plus élevée quoique cependant l'aisselle gauche soit moins chaude que la droite.

La malade meurt dans la nuit à deux heures du matin.

A dix heures du matin, le 19 juin, on constate un fait étrange, c'est l'absence absolue de rigidité cadavérique dans le membre supérieur gauche pendant que le membre supérieur droit est raide au niveau des doigts, de la main, du poignet, du coude et de l'épaule. La rigidité des deux membres inférieurs est peu prononcée [1].

Nous avons peu à ajouter pour compléter l'étude des signes des pseudo-contractures ischémiques. Les réactions électriques des muscles sont profondément modifiées : il y a diminution ou disparition de la contractilité électrique, la faradisation ne donnant pas de réaction, la galvanisation produisant seulement une légère excitation ; on constate aussi l'abolition des réflexes tendineux.

Enfin la rigidité ne disparaît pas sous l'influence de la narcose chloroformique, tous ces signes ont été observés tant sur l'homme (Volkmann) que chez les animaux lors des expériences que nous avons relatées.

On voit combien ces rigidités diffèrent cliniquement des contractures spasmodiques avec lesquelles elles ne présentent non plus, au point de vue pathogénique, aucune analogie. Aussi croyons-nous que le seul exposé qu'on a lu justifie amplement et sans autre considération leur séparation complète d'avec les contractures spasmodiques comme la dénomination que nous employons pour les désigner.

1. Charcot et Beuni. Recherches sur quelques points de la gangrène spontanée. Observation de rigidité cadavérique survenue pendant la vie (Paris, 1867).

CHAPITRE III

La maladie de Parkinson s'accompagne ordinairement de rigidités musculaires qui, dans certaines
formes frustes dans lesquelles le tremblement fait
défaut, peuvent à elles seules constituer toute la maladie.

Je rappelle qu'on doit la découverte de cet état particulier des muscles à M. le Dr Charcot.

Parkinson, ainsi que la plupart des auteurs qui ont
écrit sur cette maladie, avaient méconnu cette raideur. Mais ce signe n'a pas échappé à l'observation
de l'éminent clinicien de la Salpêtrière qui, dans ses
leçons sur la paralysie agitante, insiste sur « la rigidité que subissent à une certaine époque de la maladie les muscles du tronc et le plus souvent aussi ceux
du cou. La raideur musculaire devenue permanente
impose à ces malades, dans beaucoup de cas, une
attitude toute particulière.

Ainsi la tête, en vertu de la rigidité des muscles
antérieurs du cou, est fortement inclinée en avant et
comme fixée dans cette position ; car ce n'est que

par effort que les malades parviennent à la porter en haut, à droite ou à gauche.

Aux membres inférieurs la rigidité est quelquefois assez prononcée pour donner l'idée d'une véritable paraplégie avec contracture. Pourtant ces femmes ont encore la faculté de mouvoir leurs membres inférieurs [1] ».

Depuis, la rigidité a été notée dans presque tous les cas, et constitue même un signe cardinal de la maladie : cependant, bien que les notions cliniques actuelles soient assez complètes sur ce symptôme, il est loin d'en être ainsi en ce qui concerne les données pathogéniques et anatomiques.

Aussi n'est-ce guère qu'en nous basant sur ce substratum clinique que nous proposons de ranger les rigidités parkinsonniennes dans les pseudo-contractures : nous avons pu réunir cependant quelques documents anatomiques qui sembleraient à l'appui de notre conception, mais nous devons avouer qu'ils sont loin d'être suffisants.

§ 1er. — Signes

Très souvent la rigidité musculaire est le premier signe par lequel se manifeste la maladie de Parkinson, qui évolue alors un certain temps, quelquefois très long, sans tremblement : d'où l'on pourrait déjà tirer cette conclusion qu'il n'existe pas entre le tremblement et la raideur de relation de cause à cet effet, comme on l'a prétendu. La rigidité dans les cas de ce

1. Charcot. *Leçons sur les maladies du système nerveux* (1873, t. I, p. 151-152).

genre s'installe sournoisement dans un segment de membre et s'étend ensuite insensiblement soit à tout ce membre, soit à la moitié du corps, enfin se généralise. Les exemples de paralysies agitantes ayant commencé par de la raideur ne sont pas aussi rares, sans doute, que le pensait M. Charcot, lorsqu'il signalait, il y a longtemps déjà, ce mode de début, car nous avons pu en observer, cette année même, plusieurs exemples à la Salpêtrière.

La raideur est survenue dans un certain nombre d'observations peu de temps après une émotion vive, d'autres fois c'est sans cause apparente, et avec tant d'insidiosité que le malade ne s'en est guère aperçu que lorsque l'affection durait depuis longtemps déjà.

Voici quelques relations que nous empruntons aux registres de la Clinique des maladies du système nerveux, dans lesquelles le début s'est fait par de la raideur exclusivement.

OBSERVATION XV (*résumé*)

Pell..., (16 février 1886). Début de la maladie il y a 7 ans par de la raideur de la moitié droite du corps. Aujourd'hui la raideur est générale, le masque du visage est immobilisé. Il existe un peu de tremblement, des sensations de chaleur, de la rétropulsion.

OBSERVATION XVI (*résumé*)

Peau... 62 ans, (23 février 1886). Pas de rhumatisme, ni d'émotions. Début lent, progressif, il y a un an par de la raideur dans la jambe droite, Actuellement raideur plus marquée à droite des bras et des jambes. Le tronc est immobilisé pendant la marche, la tête roide.

OBSERVATION XVII (*résumé*)

Bosc... 42 ans. Pas d'antécédents héréditaires ou personnels. En

1879 la main gauche devient raide, il n'y avait pas de tremblement, yeux fixes, cou roide, sourcils surélevés, bras raides.

OBSERVATION XVIII (*résumé*)

Gauch... Depuis 6 mois raideur dans les membres inférieurs. Depuis le tremblement est apparu. Yeux fixes, langue immobile, tête roide, membres rigides.

OBSERVATION XIX (*résumé*)

Pil... 49 ans. Frayeurs lors des événements de 1870, membre inférieur droit gelé à la même époque. A ce moment apparition d'une raideur d'abord dans la jambe droite puis dans le bras droit. Le tremblement est apparu dans la suite. Les réflexes son égaux des deux côtés.

OBSERVATION XX (*résumé*)

Guell... 52 ans. Mère rhumatisante. A la suite de chagrins et de pertes d'argent, apparaît il y a 6 mois de la raideur du bras gauche puis de l'épaule. Le tremblement n'est survenu qu'il y a un mois. Actuellement : attitude caractéristique, démarche empotée, rigidité du cou, des membres.

La rigidité présente parfois dans sa distribution des particularités notables : souvent elle est hémiplégique. Elle peut alors simuler l'hémiplégie avec contracture de cause organique, à un premier examen, car dans ce dernier cas la contracture est spasmodique et a été précédée de flaccidité des membres.

Dans quelques-uns de ces cas, on aurait noté une attaque de rhumatisme unilatéral du même côté, antérieurement. La raideur peut enfin être localisée suivant le mode de l'hémiplégie alterne comme dans l'observation suivante :

OBSERVATION XXI [1]

(communiquée par le docteur Berbez)

MALADIE DE PARKINSON SANS TREMBLEMENT. RAIDEURS LIMITÉES AU MOI-
GNON DE L'ÉPAULE GAUCHE, A LA PARTIE LATÉRALE GAUCHE DU COU ET
A LA JAMBE DROITE.

M. de J..., 72 ans, Avenue de Friedland.

Antécédents héréditaires. — Nuls.

Antécédents personnels. — Santé excellente jusqu'à l'année dernière. Dans sa jeunesse, le malade était un des plus rudes jouteurs
de l'université de Cambridge ; pendant près de vingt-cinq ans, il a
dirigé une grande plantation de cannes à sucre à Cuba.

Quelques douleurs rhumatoïdes dans les muscles du dos, des
épaules, dans les muscles intercostaux. Jamais le malade n'a dû
s'aliter. Il a éprouvé des chagrins, il a fait des pertes d'argent
assez considérables, mais son caractère anglais lui a toujours fait
surmonter philosophiquement tous les ennuis.

Vers la fin de l'année 1886, il survient un zona du plexus cervical avec extension à un certain nombre de branches du plexus
brachial. Ce zona dure un mois, il s'accompagne de douleurs très
vives qui persistent pendant deux mois après la cicatrisation des
vésicules.

En même temps le malade ressent une douleur profonde dans
l'articulation de l'épaule dont les mouvements sont gênés et bientôt impossibles ; il survient aussi un degré appréciable d'atrophie
musculaire ; le moignon de l'épaule maigrit vite, et le squelette de
la jointure s'accuse par des saillies assez considérables.

Les choses restent dans cet état pendant quelques semaines, puis
les muscles de l'épaule gauche deviennent raides, en même temps
que les douleurs superficielles disparaissent. La raideur gagne
bientôt la moitié gauche du cou et la jambe droite. Cet envahisse-
ment demanda un mois seulement.

M. le professeur Charcot vit le malade chez lui en mai 1887, et
malgré l'absence de tremblement porta le diagnostic de maladie
de Parkinson.

Quand nous vîmes le malade, nous pûmes constater, comme
l'attide, la fixité de la tête et des yeux, l'éclat maladif du regard,

1. Th. Lacoste. Paris, 1867, p. 44.

l'aspect empalé de tout le corps, la flexion du tronc en avant, la flexion des mains, la raideur de la jambe droite.

Cette raideur, qui immobilise l'épaule gauche et empêche le malade d'élever le bras dans aucun sens, s'étend à la moitié gauche du cou seulement; si nous essayons, en effet, de faire tourner la tête à droite (sterno-mastoïdien gauche) la chose est presque impossible, le mouvement contraire s'exécute du reste avec la plus grande facilité. Même remarque pour les muscles de la nuque. Les muscles, raidis malgré l'atrophie, ont une consistance ligneuse; ils sont presque inexcitables et ne présentent pas dans leur masse de contractions fibrillaires.

Liberté absolue des mouvements de l'avant-bras sur le bras. Mollesse des muscles sains. Réflexes normaux. Pas de tremblement.

Le membre inférieur droit est pris de la même façon; raideur des muscles qui immobilisent les uns sur les autres les différents segments du membre. Consistance dure des grands muscles de la cuisse et des muscles du mollet. Le pied est fixé sur la jambe et ne peut être fléchi ou étendu qu'en déployant une force considérable. Pas de tremblement.

Cette observation présente, du reste, un double intérêt, en raison de la distribution particulière de la rigidité et aussi de l'absence complète de tremblement. Ces cas de maladie de Parkinson avec raideur seule sans tremblement ont servi à M. le professeur Charcot à créer la forme *fruste* de la paralysie agitante. Nous avons pu en observer le remarquable exemple que voici, dont nous nous servirons aussi pour étudier les caractères cliniques de la pseudo-contracture parkinsonnienne.

OBSERVATION XXII [1]

MALADIE DE PARKINSON SANS TREMBLEMENT. RIGIDITÉ MUSCULAIRE GÉNÉRALISÉE.

Bac. . Ferdinand, 27 ans, marinier est entré le 7 octobre 1885,

1. Le malade qui fait le sujet de cette observation a été présenté plusieurs fois par M. Charcot aux auditeurs de ses cours.

salle Bouvier, lit n° 77, dans le service de M. Charcot à la Salpêtrière. Son père est mort fou, sa mère était rhumatisante.

Antécédents personnels. — Le malade, enfant, aurait eu quelques
accidents strumeux; des croûtes à la face et surtout à la tête, les
yeux étaient souvent malades.

A l'âge de deux ou trois ans, il eut la rougeole, presque immédiatement suivie d'une fièvre typhoïde. Depuis lors jusqu'à l'âge
de 22 ans il se porta bien.

A cette époque, il est pris en même temps et d'une fluxion de
poitrine et de douleurs rhumatismales.

Depuis, ces attaques de rhumatisme se sont répétées trois
fois; la dernière fois ce fut à l'âge de 22 ans; les articulations
étaient grosses, rouges, douloureuses, il eut de la fièvre et fut
obligé de garder le lit.

C'est après cette attaque de rhumatisme que le malade sentit
que son genou gauche se raidissait quand il marchait. Un mois
après il ressentit des secousses dans la jambe gauche qui se géné-
ralisaient dans tout le côté « Chaque fois que je mettais le pied
par terre pour marcher, dit-il, ma jambe sautait. »

Quand il marchait, son pied buttait contre la terre, il était
obligé de le lever fortement; il lui était difficile de marcher.

Au repos, il pouvait remuer la jambe gauche, mais avec len-
teur.

Lorsqu'il portait un fardeau, lorsqu'il dansait, qu'il courait, sa
jambe gauche ne le gênait plus, il accomplissait ces actes facilement.

Il resta dans cet état durant quatre ans.

Après quoi il sentit comme une fatigue, comme une grande las-
situde gagner tout le côté gauche, enfin la jambe droite et le bras
droit se prennent également.

Les mouvements volontaires deviennent difficiles et lents; vou-
lait-il marcher, il était poussé en avant, mu comme par un ressort, et il était obligé de prendre un appui afin d'éviter une chute.
Il tomba plusieurs fois.

Les sensations de chaleur parurent alors, elles étaient fortes et
augmentaient d'intensité pendant la nuit.

Les forces diminuèrent.

La parole s'embarrassait quand il était fatigué.

État actuel (juillet 77). — Au repos, le malade présente de la
raideur du cou, sa tête est immobile, ses mouvements volontaires
sont lents, il se tourne difficilement sur son lit. Il accomplit avec

une certaine force les mouvements de flexion et d'extension. Les membres supérieurs accomplissent ces mouvements avec plus de force que les inférieurs.

La langue, tirée hors de la bouche, est animée d'un très faible mouvement d'avant en arrière.

Il a de fortes sensations de chaleur, surtout aux pieds, augmentant pendant la nuit.

Il éprouve sans cesse le besoin de changer de place,

La sensibilité est diminuée au niveau de la face, du cou et de la partie antérieure des jambes.

Réflexes normaux.

Pendant la nuit le malade éprouve de fortes secousses dans les membres inférieurs.

Son écriture n'a guère changé, mais il n'écrit que très lentement et avec difficulté.

Quand il marche, ses bras sont faiblement éloignés du thorax, les bras sont dans l'extension, las mains, en pronation, sont appliquées sur les genoux.

Le corps est fléchi, le cou est tendu, et la tête, portée en avant sur un plan vertical antérieur au tronc, est complètement immobilisée ; sa physionomie exprime la stupeur, les yeux sont fixes, le regard brillant, les rides du front très accentuées.

Les genoux sont rapprochés l'un de l'autre, les pieds sont raides étendus et dirigés en dedans. Il est dans la marche comme projeté en avant ; il est obligé de se maintenir aux meubles qui l'entourent pour éviter une chute. Durant la marche il est tout d'une pièce comme si toutes les parties de son corps étaient soudées. La force musculaire est conservée *On n'observe aucun tremblement*. L'état général est bon.

Les caractères cliniques des muscles rigides ont été dès l'abord différenciés de ceux des muscles contracturés par M. Charcot ainsi qu'il ressort de cette phrase : « Aux membres inférieurs, la rigidité est parfois assez prononcée, *pour donner l'idée* d'une paraplégie avec contracture. »

Ces caractères sont différents à beaucoup d'égards de ceux de la contracture spasmodique comme nous allons tenter de le démontrer, aussi nous expliquons-nous difficilement que telle n'ait pas été l'opinion de Vulpian qui considère la raideur parkinsonnienne comme relevant de la contracture spasmodique. Voici, en effet, ce qu'écrit cet éminent et regretté observateur dans ses leçons sur les *Maladies du système nerveux* [1] : « Les phénomènes de contracture ne sont pas rares dans le cours de la maladie de Parkinson. Il y a même assez généralement un certain degré de contraction spasmodique des muscles du bras et de ceux de l'avant-bras. On s'en rend bien compte lorsque chez des malades qui tiennent habituellement l'avant-bras fléchi sur le bras, et la main étendue en demi-pronation sur l'avant-bras et les doigts réunis en faisceau, on cherche à étendre l'avant-bras ou à mouvoir la main dans différents sens, ou à écarter les doigts. On éprouve alors une certaine résistance. Les membres inférieurs peuvent aussi dans la dernière période de la maladie présenter un certain degré de contracture. »

Quoi qu'il en soit, nous pouvons affirmer que les caractères du spasme, sur lesquels nous nous sommes assez étendus pour n'avoir pas à y revenir sont exceptionnels dans les cas de maladie de Parkinson purs non compliqués. Rarement, il est vrai, les réflexes tendineux sont complètement abolis, mais quelquefois ils sont diminués, et le plus ordinairement ils sont normaux ; et cela, même dans les cas où la rigidité prédomine, même lorsqu'il n'existe pas de tremblement, comme dans nos obs. *XXIII* et *XXIV*.

Les muscles rigides des parkinsonniens sont durs et donnent au toucher une sensation ligneuse : ils ne

1. *Loco citato* (t. II, p. 763).

subissent pas de ces oscillations qu'il est fréquent de constater dans la contracture spasmodique. Leur élasticité a subi une atteinte un peu spéciale; l'effet qu'on ressent lorsqu'on cherche à les étendre a quelque chose de particulier tenant le milieu pour ainsi dire entre la résistance élastique et l'obstacle insurmontable, et se rapprochant de la rigidité cadavérique.

Le volume des muscles est souvent normal ; si l'on constate de l'atrophie c'est d'habitude dans la période terminale, s'il survient de la cachexie.

Les réactions électriques des muscles sont presque toujours diminuées, mais non perverties. Les muscles sont peu ou pas excitables mais c'est tout, et l'on ne constate pas la réaction de dégénérescence.

Ajoutons que ni l'ischémie produite par l'application de la bande d'Esmarch, ni la narcose chloroformique ne font disparaître la rigidité.

Les signes fonctionnels sont peu accusés : la force musculaire est remarquablement conservée, toutefois la gêne des mouvements est considérable. De plus, c'est aux raideurs qu'on doit imputer les déformations souvent considérables observées dans ces cas, d'après l'opinion de M. Charcot, qui les avait observées depuis longtemps, et a confirmé récemment encore la même interprétation :

« Dans cet ordre de faits, dit-il, la déviation se produit par la seule action musculaire, les articulations ne sont nullement affectées. »

Quelquefois les rigidités s'accompagnent de phénomènes douloureux, mais c'est là l'exception, et chez Bac.., où n'existait que de la raideur, on ne notait rien de semblable.

Ces caractères de la rigidité des parkinsonniens sont, comme on le voit, absolument différents de ceux de la contracture spasmodique, et au contraire se conforment à ceux des pseudo-contractures. C'est le seul motif, réellement indiscutable, qui nous ait fait les ranger dans ce chapitre. Guidés par cette idée, nous aurions désiré pouvoir établir notre opinion d'une façon indéniable en l'étayant sur des bases anatomo-pathologiques ; nous allons exposer le résultat de nos recherches dans cette direction.

§ 2. — Anatomie et Physiologie pathologique

L'attention des auteurs s'est peu portée, à notre connaissance, sur l'étude anatomique des muscles dans la maladie de Parkinson. Le système nerveux seul dans la plupart des cas a sollicité les recherches des observateurs.

C'est ainsi que dans la thèse tout à fait récente de notre ami Dubief[1], où sont rapportées avec beaucoup de soin plusieurs nécropsies de malades atteints de maladie de Parkinson, on ne parle pas de l'examen des muscles.

Il est également vrai que dans les leçons de Vulpian, qui viennent d'être publiées, le chapitre consacré à l'anatomie pathologique de la paralysie agitante est muet à cet égard.

Aussi bien, eussions-nous été très embarrassés de

1. Essai sur la nature des lésions dans la maladie de Parkinson (Th. Paris, 1887).

conclure, au cas où. la seule autopsie qu'il nous a
été permis de recueillir nous eut fait constater des
lésions très accusées, car il eut pu s'agir d'une exception, si nous n'avions eu recours à l'obligeance de
M. le Dr Joffroy, qui a bien voulu consigner pour
nous dans la note que voici les résultats de son expérience à ce sujet.

En 1876 M. Joffroy a observé à la Pitié, dans le service de Lasègue, un malade atteint de paralysie
agitante et qui présentait une émaciation excessive
des muscles de la main, en particulier des interos-
seux. L'examen électrique démontra un peu de diminution de la contractilité faradique. On ne put faire
l'autopsie du malade.

En 1879 M. Joffroy, suppléant M. Bouchard à
l'hospice de Bicêtre, fit l'autopsie d'un malade présentant à un haut degré les symptômes de la paralysie agitante (roideur et tremblement) et très cachectique.

A l'autopsie, les muscles de la main et de l'avant-
bras étaient petits, d'un rouge jaunâtre, et à l'examen microscopique on trouva, au milieu de fibres
musculaires saines, un nombre assez considérable de
fibres simplement atrophiées avec conservation de la
striation, mais dans lesquelles on constatait une multiplication des noyaux. (Par suite d'un accident la
moelle et les nerfs n'ont pas été examinés.) Il n'est
pas sans importance de remarquer que ce sujet était
très cachectique et que le cœur présentait aussi tous
les caractères du cœur sénile, le muscle cardiaque
avait une teinte feuille morte.

Depuis cette époque M. Joffroy a examiné les muscles de la main et de l'avant-bras chaque fois qu'il a pratiqué l'autopsie de sujets atteints de la maladie de Parkinson (9 à 10 fois), et une seule fois, il a trouvé à un très léger degré les lésions signalées chez le malade de Bicêtre. Dans ce cas on trouvait également à un très léger degré de la névrite periphérique dans les nerfs cutanés du pied et de la jambe. Les nerfs du bras ne présentaient pas de lésions.

En résumé, il semble résulter de ces faits, et c'est là l'opinion de M. Joffroy, que l'atrophie musculaire est non pas une partie intégrante de la maladie de Parkinson, mais un accident, une complication qui peut s'y surajouter moins en conséquence de la maladie elle-même que de la cachexie qui l'accompagne dans sa dernière période, surtout lorsque les sujets sont arrivés à un âge avancé.

Nous verrons ce qu'on peut rapprocher dans ces résultats des faits que nous-même avons observés. Voici l'histoire de la malade dont nous avons examiné les muscles.

OBSERVATION XXIII

MALADIE DE PARKINSON. — TREMBLEMENT ET RIGIDITÉ. — MORT. — AUTOPSIE.

Veuve Pr..., âgée de 73 ans, salle Rayer, n° 6. (Service de M. Charcot).

Antécédents. — La malade dit ne connaître dans sa famille ni rhumatisants ni nerveux. Réglée à 15 ans assez régulièrement. Mariée à 20 ans, a eu 6 enfants dont 3 sont morts du croup. Une fille est morte à Ste-Anne.

La maladie actuelle remonte à 5 ans; le début coïncide avec la perte de la raison de sa fille. C'est le tremblement qui a commencé; le tremblement a envahi successivement la main droite, le pied droit, enfin le côté gauche tout entier.

Il y a un an, à la mort de son gendre, la malade a vu petit à petit la raideur s'ajouter au tremblement. Jusqu'à présent elle n'a éprouvé aucune sensation de chaud et de froid comme cela arrive d'ordinaire.

État actuel (mars 1787). — L'attitude au lit est classique : la tête est immobile, un peu penchée sur la poitrine et maintenue dans cette position par la rigidité des deux muscles sterno-mastoïdiens qui se dessinent de chaque côté du cou, comme deux cordes. Le tronc est dans son ensemble incliné en avant, les bras sont rapprochés du tronc, les avant-bras dans la demi-flexion, les mains dans l'attitude de la main qui écrit. Mouvement continuel et régulier analogue à celui nécessaire pour faire de la charpie. Le pouce use par un frottement continuel la face externe de l'index des deux côtés. Le tremblement devient moins marqué quand le malade étend les mains, il est aussi fort d'un côté que de l'autre. La tête ne tremble pas, la mâchoire inférieure non plus.

Légers tremblements dans les avant-bras.

Déformation très appréciable des pieds.

Les pieds, surtout le pied droit, sont jetés vers le bord interne ; toute la masse des os du torse fait saillie sur la **face** interne du pied comme dans une luxation incomplète de cette extrémité. Les muscles de la loge antérieure de la jambe commandent cette attitude en tirant l'extrémité du pied en haut et en dehors. Les orteils sont relevés en masse, le gros orteil tordu sur son axe regarde tout à fait au dehors. Les autres orteils sont étendus dans la seconde et dans la troisième. Les deux pieds sont appuyés l'un contre l'autre et usent leur bord interne par frottement réciproque et les pieds sont animés d'un tremblement continu qui cause au point de contact des durillons et des callosités.

Au pied gauche où le tremblement est moindre, les déformations sont aussi moins accentuées que celles du pied droit. Les jointures sont comme soudées dans ces attitudes vicieuses par la rigidité musculaire.

Les caractères de cette rigidité sont les suivants:

Le muscle est tendu, dur et consistant comme un muscle normalement contracté, mais en le regardant on voit le corps charnu, agité de contractions fibrillaires dans toute son étendue. La rigidité peut être vaincue; on peut exagérer la flexion qui existe habituellement aussi facilement qu'étendre la main. Quand on immobilise la main en extension contrariant ainsi l'attitude habituelle, on a pendant une demi-minute un repos absolu du muscle mais au bout de ce court intervalle de temps, le tremblement et les secousses fibrillaires reparaissent plus violentes qu'auparavant.

16 *mars* 1887. — On constate les signes ordinaires d'une pneumonie : point de côté, frisson, langue sèche et rôtie, qui se confirme les jours suivants par les signes physiques caractéristiques, constatés au sommet droit. La malade succombe le 29 mars.

Autopsie : 30 mars 1887. — 24 heures après la mort.

La rigidité cadavérique est prononcée.

En dehors des lésions de la pneumonie au sommet du poumon droit, on ne constate rien de notable, ni dans l'examen des organes, ni dans celui du système nerveux.

Les muscles sont rouge foncé, fermes, rigides, ne présentent pas d'altérations à l'œil nu.

L'examen histologique a porté sur les diverses parties du système nerveux : circonvolutions frontale et pariétale, protubérance annulaire, bulbe, moelle, cervicale, dorsale et lombaire, nerfs, médian, cubital, sciatique, tibial, antérieur : sans exposer cet examen par le détail, je puis dire qu'il n'y avait, en somme, aucune lésion caractéristique du système nerveux central.

Les pièces avaient été durcies par la liqueur de Muller et la celloïdine, et colorées par le carmin lithiné, le noir d'aniline, et par le procédé modifié de Weigert.

Les nerfs ont subi les mêmes préparations et ont été coupés en long et en travers, ils n'ont eux non plus présenté aucune altération notable.

Nous avons enfin examiné les muscles.

Des fragments des muscles les plus rigides, en particulier, du biceps, du grand palmaire, du sterno-mastoïdien, du soléaire, etc., ont été prélevés. Les uns ont été examinés à l'état frais, d'autres ont été plongés dans l'alcool au tiers pour la dissociation, d'autres enfin ont été durcis dans la liqueur de Muller, puis par la celloïdine, ou la gomme et l'alcool. L'examen a porté sur des fibres dissociées, et sur des coupes transversales et longitudinales. De celles-ci, les unes ont été colorées au picro-carminate d'ammoniaque, les autres au carmin lithiné, d'autres enfin à l'éosine hématoxylique.

Les fibres musculaires examinées après dissociation, soit à l'état frais, soit à la suite du séjour pendant 24 heures dans l'alcool faible, et colorées au carmin et à l'hématoxyline, ne présentent pas de lésion appréciable ; elles conservent une striation transversale parfaite et extrêmement manifeste, et ne sont pas déformées.

Ce n'est que sur des coupes transversales que l'on peut observer quelques anomalies. Celles-ci sont surtout appréciables sur le muscle soléaire, mais on les constate aussi sur le grand palmaire, sur le cubital antérieur, le biceps et le sterno-mastoïdien. La coloration à l'éosine hématoxylique et en particulier au carmin lithiné est particulièrement favorable pour les déceler.

A l'aide d'un faible grossissement on constate en certains points, généralement au milieu des faisceaux secondaires, une inégalité des fibres musculaires. Certaines paraissent atrophiées relativement aux autres, mais celles-ci seraient plutôt augmentées de volume. En quelques endroits, on trouve aussi des fibres musculaires d'un diamètre relativement considérable. Dans une coupe du sterno-mastoïdien ces dernières sont surtout abondantes : ces fibres volumineuses paraissent cylindriques et non polyédriques comme les autres, ce qui permet de les reconnaître plus facilement. Le tissu conjonctif n'est pas plus abondant que normalement, mais il est remarquable par la multitude de fibres élastiques qu'il renferme, on n'y trouve que de rares vésicules adipeuses.

Ce qui frappe le plus à l'examen a un grossissement plus fort (obj. 4 et 7 de Verick), c'est le nombre des noyaux qui pullulent sur la tranche des fibres et dans les intervalles interfibrillaires. Cette particularité, déjà très appréciable avec l'obj. 2 (voy. Pl. IV, fig. 12), devient alors très manifeste. Ceux-ci, fortement colorés par le carmin, se montrent sur les coupes longitudinales, en rangées presque continues dans certains points de la préparation. Sur des coupes du soléaire, cette disposition est extrêmement nette. Ils existent comme je l'ai dit non pas seulement dans les interstices qui séparent les faisceaux primitifs, mais aussi et surtout appliqués à la périphérie du faisceau lui-même. On s'assure sur les coupes transversales qu'il n'en existe pas dans l'intérieur même des fibres : sur les mêmes coupes cette prolifération cellulaire donne lieu à un aspect spécial ; c'est ainsi que certaines fibres coupées en travers, presque complètement entourées de ces éléments présentent l'image d'une cellule géante.

Les vaisseaux et les nerfs du muscle qui se trouvent dans les interstices ne présentent rien d'anormal.

En somme, ces quelques altérations se réduisent à ceci : inégalité des faisceaux musculaires dont certains seraient plutôt hypertrophiés, prolifération nucléaire des noyaux du sarcolemme, infiltration cellulaire interfasciculaire, surabondance de fibres élastiques dans le tissu conjonctif, enfin intégrité des vaisseaux et nerfs musculaires.

Ainsi qu'on l'a vu, M. Joffroy a également observé dans deux cas une prolifération nucléaire appréciable. Nous n'oserions donner à cette altération nettement constatée dans ce seul examen plus d'importance qu'elle n'en comporte. Il nous suffira d'avoir attiré l'attention sur l'intérêt qui s'attache à l'examen des muscles dans les cas de ce genre.

Ce n'est pas à dire pour cela que nous mettions un seul instant en doute que la maladie de Parkinson est une affection des centres nerveux : nous pensons seulement, que l'une des modifications morbides qui font partie de son tableau clinique, la rigidité, paraît par ses caractères symptomatiques pouvoir dépendre d'une lésion musculaire, et qu'il serait peut-être utile de chercher à l'avenir dans cette direction.

CHAPITRE IV

PSEUDO-CONTRACTURES DES MYOPATHIES PRIMITIVES

La plupart des variétés de myopathies progressives primitives se compliquent, à une certaine période de leur évolution, de déformations fixes qui s'opposent aux mouvements du segment de membre qui en est atteint. Ce sont ces déformations qu'on a appelées *rétractions*, que nous étudierons ici sous le nom de pseudo-contractures. Bien que l'histoire des amyotrophies progressives primitives soit encore de date relativement récente, cette particularité n'a pas manqué d'attirer l'attention des auteurs qui se sont occupés de la question.

Ce signe clinique aurait été constaté pour la première fois par MM. Landouzy et Déjerine, dans leur mémoire sur la myopathie atrophique progressive, publié en 1885. « Si la plupart des muscles, disent-ils ne présentent rien de particulier à noter comme consistance, il n'en est pas de même pour certains qui présentent des modifications d'autant plus curieuses à signaler qu'on ne les rencontre guère dans l'atrophie musculaire myélopathique, nous voulons parler du raccourcissement, de la *rétraction* de certains muscles, du biceps brachial en particūlier, et qui existe d'une façon très nette chez trois de nos malades. Cette rétraction des muscles précédents empêche ces malades de mettre les avant-bras sur la même ligne que le bras, de produire en un mot l'extension complète ; dans ce mouvement la corde dessinée sous la peau par le biceps rétracté augmente de tension, fait une saillie plus marquée, donne au palper la sensation d'une corde tendue, et l'on sent une résistance que l'on ne peut vaincre, même en déployant une grande force musculaire. En un mot, l'élongation complète des muscles précédents est impossible, et c'est en grande partie à cette rétraction qu'est due la flexion légère des avant-bras sur les bras que l'on observe chez ces malades, rétraction qui est souvent assez prononcée pour attirer d'emblée l'attention des observateurs. Du reste, ce phénomène peut s'observer dans d'autres muscles et c'est une rétraction de même nature siégeant dans les muscles de la région postérieure de la cuisse qui maintient dans un état permanent de flexion assez prononcée la jambe gauche du malade de l'observation V. Cette rétraction des muscles donne, lorsqu'ils sont en état de tension, une sensation de dureté particulière à la palpation, sensation que l'on ne retrouve guère lorsque ces muscles sont dans le relâchement [1]. »

Depuis, ces rétractions ont été notées par la plupart des observateurs qui se sont, en général, contentés de les consigner sans autres commentaires, non seulement dans la forme héréditaire infantile de

1. Landouzy et Déjerine. De la myopathie atrophique progressive. *Rev. Méd.* 1885. Extrait, p. 101.

Duchenne, mais aussi dans les autres formes de myopathies.

§ 1er. — Signes

Dans la paralysie pseudo-hypertrophique avec hypertrophie, les rétractions ne sont pas constantes mais elles n'en existent pas moins, et très prononcées dans quelques cas. On en pourra juger par l'extrait que voici de l'observation du malade G..., dont l'histoire a été rapportée déjà par M. Charcot ; il est actuellement encore à la Salpêtrière, et nous avons pu compléter cette relation au point de vue qui nous intéresse.

OBSERVATION XXIV (*résumé*)

PARALYSIE PSEUDO-HYPERTROPHIQUE. — DÉFORMATION DES PIEDS EN VARUS-EQUIN.

Guaid..., n'a pas d'antécédents héréditaires ni personnels notables. L'affection a débuté dans l'enfance et progressé insensiblement. Lorsqu'on l'examine dans le service de M. Charcot où il entre en mars 1884, on constate de l'hipertrophie du côté des membres inférieurs ; dans la station debout enseliure considérable, fesse proéminente, arrondie. Les muscles postérieurs de la cuisse semblent normaux. Les mollets sont considérablement hypertrophiés, leur consistance est augmentée. Les muscles soléaires et les muscles de la partie antéro-interne de la jambe sont eux aussi hypertrophiés. Léger degré de pied bot à droite, équin avec flexion des orteils peu accentuée. Il y a très peu de varus. Pas de troubles de la sensibilité. Réflexes rotuliens complètement abolis. Lorsqu'on le fait marcher, le pied gauche porte complètement sur le sol sauf un peu le talon. il est un peu en varus. Quand au pied droit il ne porte absolument que par les orteils ; d'ailleurs le malade ne peut marcher qu'en s'appuyant au lit.

1885. — Membres inférieurs. Le malade ne peut se tenir debout ni marcher même soutenu. Quand on le soutient debout, tout son corps se porte en avant. Lorsqu'il est sur sa chaise, en s'aidant de ses pieds il arrive à progresser en imprimant à la chaise des mouvements de rotation. La flexion du pied sur la jambe ne peut se faire (varus-équin).

Actuellement (janvier 88). La déformation en varus équin est extrêmement prononcée. Le dos du pied se continue presque en ligne droite avec la jambe.

On peut réduire en partie la déformation et redresser le pied, mais pendant cette manœuvre, on est bientôt arrêté par une résistance brusque qui réside dans le tendon des muscles fléchisseurs qui est alors extrêmement tendu. Le malade lui-même ne peut redresser son pied, et peut exagérer la flexion. Lorsque, le pied étant en équinisme comme à l'ordinaire, on engage le malade à résister au mouvement contraire qu'on cherche à lui imprimer, on constate que la puissance musculaire des muscles fléchisseurs est extrêmement appréciable, on n'arrive pour ainsi dire pas à la vaincre.

Si l'on met au contraire le pied à angle droit avec la jambe et qu'on dise au malade de s'opposer à la flexion il n'y arrive pas.

Nous ferons remarquer dans cette observation que, dès le début, on a noté des troubles des muscles de la région antéro-externe de la jambe. La rétraction est également apparue de bonne heure, ce qui se conçoit de par la nature des lésions myosclérosiques qui caractérisent cette affection.

Mais ce qui est surtout important à noter, et ce qu'on constate de la façon la plus nette chez Guay..., c'est que la rétraction se fait du côté des muscles les moins malades. Alors que les extenseurs (groupe antéro-externe) sont presque totalement impuissants, les fléchisseurs (groupe postérieur) ont conservé une force dynamométrique appréciable, et le pied est en équinisme. D'autre part, il ne s'agit pas de pied bot paralytique, car on ne peut redresser complètement le pied sans être arrêté par une résistance invincible.

Chez le jeune Lang..., que M. Charcot a autrefois montré à son cours, comme un type de paralysie pseudo-hypertrophique sans hypertrophie [1], on peut constater à un moindre degré une disposition analogue. Il existe un peu d'équinisme, on ne peut redresser complètement le pied, et les muscles postérieurs ont encore conservé une force appréciable, alors que les extenseurs sont impotents.

Dans les myopathies de ce type (pseudo-hypertrophie sans hypertrophie), les rétractions de cet ordre ne sont pas moins fréquentes. Nous citerons encore à l'appui l'observation suivante, car ce sont les pièces provenant du sujet de cette relation que nous avons examinées.

OBSERVATION XXV (*résumé*)

(Marie et Guinon. — *Revue de Médecine*, 1885.)

ATROPHIE MYOPATHIQUE PSEUDO-HYPERTROPHIQUE SANS HYPERTROPHIE. — DÉFORMATION DES PIEDS PAR RÉTRACTIONS.

Le nommé Ranv... est âgé de 20 ans.

L'affection aurait débuté à l'âge de 11 ans. Les rétractions fibreuses sont survenues aux pieds depuis 3 ou 4 ans.

Les rétractions qui limitent les mouvements articulaires siègent sur différents points : à l'épaule les rétractions n'existent pour ainsi dire pas, mais il y a des craquements très forts des surfaces osseuses. Au coude la rétraction est très marquée et empêche d'étendre complètement le bras. De même pour l'articulation coxo-fémorale où les rétractions semblent surtout siéger au niveau de l'épine antérieure et supérieure.

Au genou l'extension s'arrête à l'angle de 120°. Les pieds sont tous deux en varus-équin très caractérisé. Les deux gros orteils semblent sur un plan postérieur et supérieur à celui des autres, ils ont subi une torsion telle que l'ongle se trouve dirigé en haut et en dedans. Leur face plantaire se trouve en partie sur la face

1. Charcot. Revision nosographique des atrophies musculaires progressives (*Progrès médical*, 1885, p. 182).

supérieure du deuxième orteil. Le tendon de leur extenseur fait une notable saillie.

Dans ce cas les rétractions limitaient les mouvements de la plupart des jointures, et non pas seulement ceux des articulations du cou-de-pied et du coude, qui seraient les plus ordinaires.

Nous-même avons aussi observé les deux faits suivants de myopathie primitive progressive sans hypertrophie, dans lesquels les rétractions de ce genre sont particulièrement marquées.

OBSERVATION XXVI (résumé)

(recueillie par M. Damaye externe du service)

Emile Lef..., âgé de 27 ans, entré le 20 mars 1887 à la Salpêtrière dans le service de M. Charcot, n'a ni antécédents héréditaires ou personnels notables.

Il a toujours été un peu chétif et se fatiguait très vite en marchant.

L'affection actuelle aurait débuté insidieusement il y a à peu près 5 ans, par de la faiblesse progressive des membres inférieurs.

Actuellement. — 22 mars 1887. Le malade reste couché dans l'attitude suivante :

Decubitus latéral gauche, cuisses en flexion extrême sur l'abdomen, jambes fléchies à angle droit sur les cuisses. Pieds en fort degré d'équinisme, cet équinisme étant beaucoup plus accentué, au pied gauche (voir fig. 8) qu'au pied droit. La cuisse gauche étant plus fléchie sur l'abdomen et ayant une direction presque transversale, il s'ensuit que le genou droit est en arrière et un peu plus bas que le genou gauche. Les mouvements de ces deux membres sont tout à fait rudimentaires. Les muscles à peine appréciables sont durs ; on ne peut provoquer la flexion du pied, mais on peut exagérer légèrement l'équinisme.

Le bras et l'avant-bras sont très atrophiés, la main contraste au contraire par ses reliefs. Des deux côtés l'axe de l'avant-bras fait avec celui du bras un angle très obtus ouvert en dehors, l'avant-bras étant en supination. Le malade peut fléchir l'avant-bras sur le bras, et exécute péniblement les mouvements de pronation et de supination.

Du côté gauche, surtout, on ne peut mettre l'avant-bras en extension complète sur le bras, arrêté qu'on est par une résistance

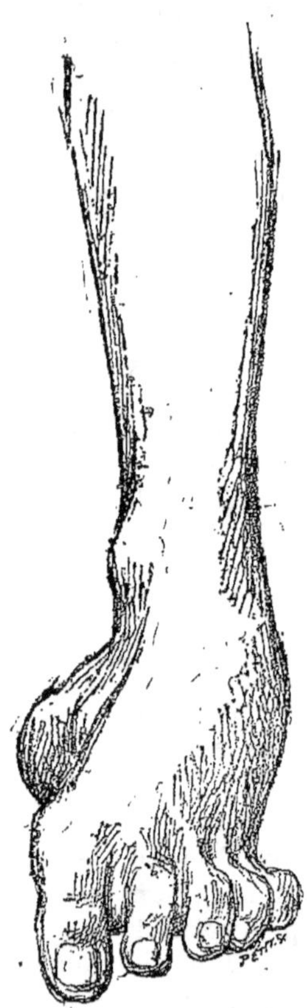

Fig. 8.

presque invincible; pendant cette tentative on voit se dessiner en relief le tendon du biceps qui semble constituer l'obstacle.

Dans la position demi fléchie, le malade peut exagérer la flexion mais n'arrive à produire aucun mouvement dans le sens de l'extension. Ainsi quoique la puissance musculaire soit très faible au

bras, la force du biceps est plus conservée que celle du triceps.
Il n'y a pas de contractions fibrillaires.
Les réflexes tendineux sont abolis ; la sensibilité est indemne.

Ce cas est surtout remarquable par l'intensité de la déformation dont on se peut rendre compte par le dessin que nous reproduisons. Le défaut de renseignements ne nous permet de rien décider quant à la formation des rétractions des membres inférieurs. Mais il n'en est pas de même en ce qui concerne les rétractions des membres supérieurs. Nous avons pu constater, en effet, que là encore les rétractions se produisaient du côté des muscles les moins malades. L'avant-bras est en flexion sur le bras, et on ne peut redresser complètement l'attitude vicieuse, alors que les muscles fléchisseurs ont encore conservé quelque puissance, et que le triceps est tout à fait sans action.

Il est légitime d'admettre que le triceps a été atteint le premier, et que la déformation a été due dans le principe à l'action prédominante du biceps, qu'actuellement elle est maintenue définitive par l'altération fibreuse.

Dans l'observation suivante, la précocité des rétractions a dû induire en erreur sur la cause des déformations, car on est intervenu chirurgicalement.

OBSERVATION XXVII (résumé)

(recueillie par M. Blin externe du service)

Jules Arm..., âgé de 20 ans, entré à la Salpêtrière dans le service de M. Charcot le 20 septembre 1887, n'a pas d'antécédents héréditaires ni personnels intéressants.

Ç'aurait été quelques mois après une fièvre typhoïde qu'il eut en 1883, qu'aurait débuté l'affection actuelle par de la faiblesse des membres inférieurs. L'enfant tombe facilement, ses pieds prennent l'attitude du varus-équin : on pratique alors la ténotomie du tendon d'Achille des deux côtés, et les pieds sont redressés.

Malgré cela la marche devient de plus en plus difficile puis impossible. Depuis un an environ il s'est produit des rétractions des jambes qui les maintiennent pliées sur les cuisses.

État actuel. — Les pieds présentent un léger degré d'équinisme ; on ne peut les redresser à angle droit sur la jambe. Le malade ne peut résister quand on baisse la pointe du pied, il maintient avec assez de force son pied abaissé par la contraction des muscles postérieurs de la jambe. Les jambes sont repliées sous l'influence d'une double rétraction : rétraction de la jambe sur la cuisse et de la cuisse sur le bassin. Lorsqu'on veut étendre la jambe sur la cuisse on se trouve arrêté lorsque la jambe forme avec la cuisse un angle de 100° environ et l'on sent saillir sous le doigt à la partie postéro-interne de la cuisse une corde formée par le biceps. L'enfant ne peut lui-même imprimer aucun mouvement d'extension à la jambe, mais il exagère facilement la flexion. La force musculaire est très appréciable du reste dans les muscles postérieurs de la cuisse par la résistance qu'on éprouve dans les tentatives d'extension en disant au malade de résister.

La consistance des muscles des membres inférieurs est augmentée.

Il n'existe ni douleurs, ni tremblements fibrillaires, ni altération des réactions électriques.

Les réflexes rotuliens sont abolis.

Nous pouvons observer ici, en ce qui concerne les rétractions des jambes sur les cuisses en particulier, les mêmes phénomènes : c'est-à-dire la formation des rétractions du côté des muscles les moins malades, qui sont représentés, dans ce cas, par le groupe postérieur de la cuisse.

Les rétractions sont enfin habituelles dans les myopathies du type héréditaire infantile de Duchenne, puisque, ainsi que nous l'avons dit, elles sont notées tout spécialement par MM. Landouzy et Déjerine.

Nous extrairons de l'une des observations de ces auteurs, ce qui a trait aux rétractions fibreuses.

Dans l'observation V où il s'agit de Léon M... on note l'impossibilité d'extension complète des avant-bras par certain degré de rétraction du biceps, ainsi que l'impossibilité d'extension de la jambe gauche sur la cuisse par rétraction musculaire.

« Le grand pectoral est très diminué, le biceps également, il a le volume du petit doigt,... le triceps est détruit complètement surtout dans sa portion inférieure. » Quant aux jambes, l'extension de la gauche est empêchée par un certain degré de rétraction des muscles de la région postérieure de la cuisse. La puissance fonctionnelle de ces muscles n'est pas indiquée.

Les rétractions fibreuses n'appartiennent pas en propre à un type de myopathie, mais peuvent se rencontrer dans les différentes formes. Elles seraient d'autre part, observées dans les seules myopathies, et non dans les amyotrophies de cause spinale.

Il n'y a pas lieu de s'étonner que les rétractions fibreuses constituent un signe commun des diverses myopathies, si l'on admet selon les idées de M. Charcot, idées qui tendent à s'imposer au fur et à mesure des progrès de nos connaissances dans ce groupe morbide, qu'il n'existe qu'une classe de myopathies dont les différents types sont autant de variétés.

Le début de cette complication au cours de la maladie semble assez variable ; à s'en rapporter aux observations que nous avons dépouillées, elle est quelquefois précoce, d'autres fois tardive, sans qu'on puisse encore rien affirmer au sujet de ces différences dans l'époque de son apparition.

On la constate par ordre de fréquence au cou-de-pied, puis au coude et au genou. Disons que les rétractions peuvent se voir enfin presque généralisées comme dans l'observation de Ranv..

Lorsqu'elles sont constituées elles demeurent indélébiles, et si une intervention chirurgicale peut atténuer la déformation pour un temps, elle ne tarde pas à se reproduire, les causes qui y ont présidé demeurant telles qu'avant.

Si on les considère au point de vue de leurs signes en particulier, on constate, que toujours elles se produisent sur les muscles atteints le plus tard, et par suite les moins malades au début. On peut donc prévoir jusqu'à un certain point d'après l'exploration de la puissance des muscles, la façon dont se comporteront les attitudes vicieuses.

Ces attitudes n'ont rien de spécial, et les descriptions que renferment les observations que nous avons rapportées renseignent assez à cet égard pour qu'il soit inutile d'insister. Ce qui caractérise surtout les déformations, c'est la sensation de résistance brusque, qu'on éprouve lorsqu'on essaye de les réduire. Les muscles qui sont en jeu donnent aussi à la palpation un sentiment de rigidité, de dureté ligneuse tout à fait spécial.

Il est à peine besoin de faire remarquer l'absence complète des signes spasmodiques, dans tous les cas, et la non-disparition des attitudes vicieuses pendant la narcose chloroformique.

D'après cette étude clinique, les rétractions des myopathiques pourraient évidemment être considérées comme des pseudo-contractures, mais d'après cette étude seule, il n'y aurait pas lieu de réformer le nom de rétraction par lequel elles sont ordinairement désignées.

Nous espérons, au contraire, démontrer après l'exposé des notions anatomiques, qu'une pathogénie conforme aux données cliniques et anatomiques ne saurait admettre le terme de rétraction ; par là sera justifiée l'appellation que nous proposons.

§ 2. — Anatomie pathologique.

Les pièces que notre ami M. le Dr Marie a mises obligeamment à notre disposition, et sur lesquelles nous avons pu pratiquer l'examen des muscles rétractés, provenaient du malade Ranv... Il s'agissait d'un cas des plus nets de myopathie primitive, ainsi que le démontrait déjà l'observation clinique rapportée par MM. Marie et Guinon [1], et comme l'a confirmé l'examen nécroscopique du système nerveux fait par M. Marie : on a vu par l'extrait de cette observation, que nous avons rapporté plus haut, quel était le degré des rétractions.

Les muscles que nous avons examinés avaient été durcis dans la liqueur de Müller : notre examen a porté principalement sur les parties inférieures (avoisinant les tendons) du biceps du bras, et du jumeau.. Nous avons employé les réactifs ordinaires, picrocarmin, hematoxiline, carmin lithiné ; ces deux dernières substances, en particulier la dernière, donnent les meilleurs résultats. Le durcissement avait été

1. *Revue de médecine*, 1885 (obs. n° 1).

complété, du reste, soit par l'action de la gomme et de l'alcool, soit par la celloïdine ; les coupes ont été faites transversalement et longitudinalement.

Une coupe transversale du biceps montre à un faible grossissement (Obj. 2 oc. 1 Verick) la disparition presque complète des éléments musculaires qui apparaissent comme des unités plongées dans du tissu conjonctivo-élastique, et tellement isolées qu'on peut presque les compter dans le champ de la préparation (voir Pl. IV fig. 2). Cette disposition correspond aux parties de la coupe les plus atteintes, et n'est pas régulière, car en d'autres endroits, les éléments musculaires, tout en étant moins nombreux qu'à l'état normal, et séparés les uns des autres par du tissu scléreux, sont en quantité plus appréciable. Le muscle jumeau offre une apparence analogue, mais la disposition fasciculée qu'il affecte sur la coupe rend la comparaison des divers points de la préparation plus facile à observer. Voici par exemple comment se montre l'un de ces faisceaux : il est isolé tout d'abord des autres par du tissu conjonctif assez lâche, et contenant quelques vésicules adipeuses, le faisceau lui-même a une forme ovoïde et se trouve constitué par du tissu scléreux beaucoup plus dense, creusé de logettes dont quelques-unes sont vides, les autres occupées par des fibres musculaires de diamètre extrêmement variable, correspondant aux divers degrés d'atrophies de ces fibres. Entre cet aspect qui représente des lésions pour ainsi dire moyennes, et celui des faisceaux très compromis, ou à peine altérés, on observe tous les intermédiaires.

Sur des coupes longitudinales, on peut compléter

les observations : les faisceaux musculaires sont plongés dans une gangue conjonctive, de plus certaines fibres se continuent manifestement avec le même tissu : quelques fibres mêmes ne présentent la transformation fibreuse qu'en divers points de leur longueur dans l'intervalle desquels on reconnaît la substance musculaire.

Toutes ces notions topographiques sont évidemment plus faciles à acquérir par l'examen à un faible grossissement. L'étude des coupes à un plus fort grossissement va nous renseigner sur les lésions des éléments en particulier.

Le tissu conjonctif se présente sous deux aspects, selon qu'il est interfibrillaire ou interfasciculaire. Le tissu conjonctif interfasciculaire qui sépare les groupes de fibres musculaires ne diffère pas beaucoup de ce qu'il est à l'état normal ; il est peut-être un peu plus abondant, mais c'est du tissu conjonctif lâche notablement adipeux, ne contenant pas d'éléments cellulaires en quantité plus grande.

Au contraire, le tissu conjonctif interfibrillaire qui sépare les unités musculaires, tissu de nouvelle formation formé entre et aux dépens des fibres musculaires, est un véritable tissu scléreux, à fibrilles serrées contenant des fibres élastiques en quantité notable, renfermant beaucoup de noyaux, et très peu de vésicules adipeuses. Il est, comme nous l'avons dit, creusé d'alvéoles : quelques-unes sont vides, et ressemblent, à s'y méprendre, à l'apparence d'une coupe de néphrite interstitielle dans laquelle les glomérules de Malpighi n'existent plus. Les autres sont remplis complètement ou incomplètement par les fibres musculaires.

En effet, dans quelques endroits, il existe un espace vide entre la fibre musculaire et la paroi de l'alvéole.

Les fibres musculaires montrent des diamètres extrêmement variés correspondant aux degrés divers de l'atrophie; elles présentent de plus des noyaux en quantité plus grande que la normale, et non seulement à leur circonférence, mais dans leur intérieur. Mais on observe mieux leurs lésions sur une coupe longitudinale colorée au carmin lithiné (voy. Pl. IV la fig. 3). La striation transversale des fibres est conservée, mais elles sont inégales en diamètre, la plupart étant atrophiées et déformées : de plus on les voit nettement en certains points se continuer avec du tissu scléreux. C'est surtout dans ces points-là qu'on remarque l'abondance des noyaux embryonnaires.

Les vaisseaux (capillaires, veinules, artérioles), sont indemnes, ainsi que les nerfs, qui se colorent parfaitement et sont très nets dans les divers points de la préparation.

On voit, d'après cette description, qu'il s'agit surtout de myosite atrophique et cirrheuse, et que la myosite interstitielle à proprement parler est peu considérable.

C'est en partie ce qu'ont observé Landouzy et Déjerine qui, considérant la myopathie progressive comme une cirrhose parenchymateuse et atrophique, font remarquer que [1] « le mot de cirrhose est pris dans son sens le plus large sans vouloir dire par là qu'il y ait dans ces myosites de véritables phénomènes de rétraction fibreuse. Dans la myopathie atro-

---

1. De la myopathie atrophique progressive. Extrait de la *Revue de médecine*, 1885, hte p. 129.

phique, comme nous l'avons montré, ces rétractions fibreuses ne s'observent guère que dans certains muscles à peu près toujours les mêmes (biceps des bras ou des cuisses); les autres muscles atrophiés ne se rétractent pas; du reste la myosite interstitielle est très peu prononcée dans cette affection ».

Mais ce qu'on observe aussi c'est la transformation de la fibre musculaire en tissu fibreux, transformation quelquefois incomplète et disposée en forme d'anneaux, et enfin la continuation de la fibre avec une longue étendue de tissu tendineux. C'est surtout sur ces particularités que M. Roth [1] a attiré l'attention, ainsi qu'il ressort de son remarquable travail sur les lésions musculaires dans l'atrophie musculaire myopathique : « Au point de vue histologique, dit-il, on constate qu'au niveau où se continuent fibre musculaire et tendon, il y a, pour ainsi dire, fonte de l'extrémité musculaire et accroissement de la partie tendineuse; à l'extrémité de la fibre on trouve un plus ou moins grand nombre de cellules embryonnaires, au milieu des fibres tendineuses on voit des cellules aplaties. La fibre musculaire par rapport au tendon se termine soit en pointe, soit en franges, soit en zigzags; elle présente aussi quelquefois, mais à son extrémité terminale, une dégénérescence granuleuse; en effet, dans le reste de son étendue, elle est absolument normale ».

Notre observation confirme en grande partie les résultats de l'examen de cet auteur : toutefois, nous n'avons pas vu avec autant de régularité cette transformation progressive en longueur du faisceau mus-

1. Roth (Soc. Biologie, 1886).

culaire en tissu tendineux. D'autre part, M. Roth n'a
pas noté ces sortes de ponts de tissu fibreux placés
entre deux parties de substance striée, qui plaide-
raient aussi en faveur de l'irrégularité du processus.
Ce ne sont là, hâtons-nous de le dire, que des points
de détail, le fait capital de la transformation fibreuse
de la fibre musculaire n'en subsiste pas moins,
comme le facteur le plus important de l'altération.

§ 3. — Physiologie pathologique

Examinons maintenant si, à l'aide des connaissances que nous avons recueillies sur la nature des
lésions qui président à la formation des rétractions
musculaires des myopathies, nous sommes en mesure
d'expliquer le mécanisme qui réalise les déformations
des membres qui sont la conséquence fâcheuse de ces
prétendues rétractions, et si nous n'avons pas préjugé
en espérant que l'exposé de ce mécanisme justifierait
jusqu'à un certain point la dénomination de pseudo-
contractures dont nous les gratifions.

Parmi les auteurs qui ont signalé ces rétractions
des myopathies primitives, la plupart n'ont pas formulé d'opinion sur ce point spécial, se contentant
d'insister sur leur intérêt clinique. Cependant M. Roth,
dont nous avons rappelé les intéressantes recherches
anatomo-pathologiques, a pensé que la transformation fibreuse du faisceau musculaire au niveau du
point où il se continue avec son tendon, a comme
conséquence le raccourcissement du muscle, et par
suite sa rétraction. M. Dejerine [1] se rallie à cette

1. Comptes rendus. Soc. Biologie, 11 déc. 1886, *in Semaine méd.*

opinion, ainsi qu'il ressort des remarques qu'il fit à l'occasion de la communication de M. Roth à la Société de biologie. — « Les recherches si intéressantes de M. Roth, dit-il, nous rendent compte de bien des faits cliniques ; cette atrophie d'un faisceau musculaire dans une partie de sa longueur nous prouve que les rétractions musculaires sur lesquelles M. Landouzy et moi avons insisté au point de vue du diagnostic différentiel, sont dues, non à un processus de myosité interstitielle, mais à une transformation pour ainsi dire tendineuse des extrémités musculaires ».

Cette façon de concevoir le mécanisme des rétractions des myopathies primitives ne nous paraît pas pouvoir être acceptée sans contestation. Nous admettons, nous aussi, il est vrai, que la transformation fibreuse du tissu musculaire joue un rôle important dans la genèse des déformations, mais nous ne concevons pas l'interprétation de ces observateurs à cet égard. Pour eux le tissu fibreux produirait *activement* par son seul pouvoir rétractile la déformation, pour nous il la fixerait seulement *passivement* après qu'elle a été réalisée par la contraction musculaire.

D'après la théorie de M. Roth, on s'expliquerait d'abord difficilement que la transformation du tissu musculaire en tissu fibreux soit susceptible de créer des déformations aussi prononcées, en vertu de la seule propriété rétractile de ce tissu. Comment se ferait-il aussi qu'on puisse modifier les attitudes vicieuses dans de certaines limites ? De plus, la transformation fibreuse s'opérant plus ou moins également sur les groupes de muscles antagonistes, la puissance rétractile de l'un de ces groupes serait encore diminuée d'autant. Que dire aussi, suivant la même théorie de la précocité d'apparition des déformations ?

Il existe enfin à l'encontre de cette hypothèse un argument dont la valeur est presque indiscutable. — Toujours la rétraction respecte les muscles les plus malades, et frappe les muscles les moins atteints, alors que d'après la théorie de la *rétraction fibreuse* ce devrait être précisément le contraire, les muscles les plus lésés, les plus cirrheux devant se rétracter le plus !

Prenons comme exemple ce qui se passe dans le cas le plus fréquemment observé (équinisme). Alors que les extenseurs du pied (groupe antéro-externe de la jambe) ont été frappés les premiers, et par suite sont les plus sclérosés et les plus *rétractiles*, on constate au contraire que les fléchisseurs du pied (groupe postérieur de la jambe) envahis plus tard, moins sclérosés, et moins *rétractiles* l'emportent cependant en *rétractilité*, puisqu'ils déterminent le sens de la déformation. C'est d'autant plus inexplicable que la station et la marche, par la position qu'elles tendent à imprimer au pied, renforceraient au besoin l'action du groupe antéro-externe. Cette anomalie nous paraît suffire à faire rejeter l'explication proposée.

Le principe de la théorie que je défendrai est explicitement contenu dans cette opinion professée par Duchenne de Boulogne à propos des déformations que l'on observe au cours de la paralysie infantile : « Il ressort, dit-il, des faits que j'ai observés, qu'au début tous les muscles du membre sont paralysés ; qu'à une période plus avancée de la maladie certains muscles recouvrent leur contractilité après avoir été plus ou moins atrophiés, tandis que d'autres restent paralysés et subissent très probablement la transformation graisseuse. Eh bien, j'ai démontré que ce sont les premiers muscles qui entraînent le membre dans leur direction, au moment où leur contractilité apparaît, et que leur raccourcissement continu détermine, à la longue, leur contracture ou leur rétraction. » Il ajoute, en note, que l'existence réelle de l'altération fibreuse des muscles rétractés n'a pu encore être démontrée.

M'inspirant de ces idées, et examinant les faits plus haut relatés, je crois pouvoir affirmer que les propriétés rétractiles du tissu fibreux n'interviennent en la circonstance que très secondairement.

L'attitude vicieuse attribuée à la rétraction serait sous la dépendance exclusive de l'inégalité de puissance des muscles malades : l'action des muscles envahis postérieurement, et moins faibles par conséquent, l'emportant sur celle de leurs antagonistes. Le rôle de la cirrhose musculaire se bornerait à rendre irréductible et définitive cette attitude vicieuse. Ce ne serait pas, en somme, la *rétraction* fibreuse au sens vrai du mot, qui déterminerait la déformation, mais l'action musculaire.

Ainsi, dans l'exemple choisi (équinisme) le groupe musculaire postérieur de la jambe, l'emportant sur le groupe antéro-externe causerait le pied bot équin, la sclérose intervenant le maintiendrait irréductible. Cette manière de voir n'est pas passible des objections que j'ai pu opposer à la théorie de M. Roth ; de plus elle est conforme, non seulement aux notions générales admises sur les propriétés des tissus, mais encore aux signes cliniques et à l'évolution des *rétractions* myopathiques en particulier. On s'explique aisément à l'aide de cette interprétation que les *rétractions* puissent apparaître de bonne heure, qu'elles soient partiellement réductibles, enfin qu'elles affectent les muscles les moins lésés fonctionnellement. L'examen clinique nous permet presque de faire la preuve de la réalité de cette conception, puisqu'on peut constater (en se reportant à nos observations, on verra que nous l'avons fait) que lorsque les fléchisseurs sont *rétractés* ils ont conservé plus de puissance que les extenseurs, et réciproquement. Bien entendu, cette preuve n'est plus possible, lorsque les lésions sont extrêmement avancées, et qu'il n'existe pour ainsi dire plus de fibres musculaires.

Je comparerais volontiers ces *rétractions* à celles que j'ai étudiées plus haut comme complications de la contracture spasmodique. Dans ce dernier cas, on s'en souvient, les attitudes vicieuses produites par la contracture musculaire sont fixées et rendues définitives par des rétractions fibreuses, alors que le spasme a disparu. Lors de myopathie, les déformations réalisées par l'impuissance musculaire sont fixés par des rétractions fibreuses alors que la puissance motrice inégale des antagonistes qui les avaient déterminées au début peut avoir disparu. — Dans le premier cas ce seraient des *rétractions de force*, dans le second des *rétractions de faiblesse*, s'il nous est permis de nous approprier en la circonstance l'expression employée dans le sens qu'on connaît dans le langage chirurgical ; mais dans les deux cas le tissu fibreux ne jouerait que le rôle purement passif d'agent fixateur. C'est donc avec quelque raison que nous ne croyons pas devoir adopter l'expression de « Rétrac- tion » dont on s'est servi jusqu'ici, puisque ce n'est pas la rétraction fibreuse à proprement parler qui dé- termine la déformation dans la pathogénie de laquelle elle n'intervient que pour fixer, et exagérer si l'on veut, l'attitude vicieuse.

Aussi proposons-nous le terme de « *Pseudo-con- tractures des myopathies* » pour désigner les rigidités musculaires de ce groupe ; si l'on se reporte au sens que nous avons attribué à cette dénomination on verra qu'elles la méritent par leurs caractères *cliniques,* absence de spasme, consistance spéciale, distribution irrégulière, altération des réactions électriques... etc., *physiologiques,* non-intervention du système nerveux, et *anatomiques,* lésions de la fibre musculaire.

CONCLUSIONS

A

I. On confond sous le nom de *contractures* la plupart des états morbides des muscles caractérisés par de la rigidité permanente et involontaire.

II. Les *contractures* ainsi définies peuvent être différenciées en deux catégories tout à fait distinctes : *au point de vue clinique*, selon qu'il existe ou qu'il n'existe pas de phénomènes spasmodiques, *au point de vue physiologique* selon que le système nerveux intervient ou non pour les réaliser, *au point de vue anatomique* selon que des altérations de la substance musculaire ne sont pas ou sont manifestes.

III. Les contractures avec spasme, par intervention du système nerveux, sans altération de la fibre musculaire forment un groupe naturel dont les caractères sont assez semblables, pour permettre d'en isoler pour l'étude une entité séméiologique sous le nom de *Contracture spasmodique*.

IV. Les contractures sans spasme, sans intervention du système nerveux, avec altération de la fibre musculaire ne forment pas de groupe naturel, mais représentent des états morbides divers du muscle, qui n'ont de commun avec la contracture spasmodique et entre eux que le caractère banal de la rigidité. Aussi proposons-nous de les dénommer *Pseudo-contractures*.

B

I. La *Contracture spasmodique* a pour caractères cliniques : la sensation d'élasticité spéciale qu'elle offre, sa localisation sur des associations fonctionnelles de muscles, sa tendance à la généralisation, l'exagération des réflexes tendineux qui la précède ou l'accompagne, sa disparition pendant la narcose chloroformique.

II. La *Contracture spasmodique* ne répond pas à des lésions anatomiques des muscles mais à diverses atteintes du système nerveux réalisant l'irritation des cellules des cornes antérieures de la moelle à laquelle elle correspond physiologiquement, que le mécanisme de cette irritation soit, du reste, direct (toxiques, absence d'inhibition), ou indirect (nerfs périphériques centripètes, faisceau pyramidal).

III. La *Contracture spasmodique* étudiée en particulier au cours des affections articulaires où elle se rencontre, survient d'habitude au début dans beaucoup de maladies des jointures, en particulier dans le rhumatisme noueux, disparaît à une certaine période sous diverses influences nerveuses centrales ou périphériques, et est remplacée souvent par des altérations des tissus périarticulaires qui la simulent en maintenant les attitudes vicieuses.

IV. La *Contracture spasmodique* offre cette particularité intéressante de son évolution, de se compliquer dans certains cas de la rétraction fibreuse des tendons (peut-être par rupture et cicatrisation des fibrilles tendineuses) qui rendent définitive, après sa disparition, les déformations qu'elle a occasionnées et ne sont justiciables que d'une opération, contre-indiquée au point de vue thérapeutique en tout autre cas.

C

I. Les *Pseudo-contractures* s'observent au cours de la plupart des traumatismes et des inflammations des muscles, lors de certains troubles circulatoires, de la maladie de Parkinson, des amyotrophies primitives, et sont caractérisées cliniquement par la sensation de rigidité spéciale qu'elles offrent au toucher, leur localisation irrégulière, l'absence de tendance à la généralisation, la non-exagération des réflexes, leur non-disparition pendant la narcose chloroformique.

II. La *Pseudo-contracture ischémique* survient au cours de la suspension prolongée de l'apport du sang artériel, elle est caractérisée par de la rigidité du membre atteint, son refroidissement.. etc., et causée par une modification matérielle de la fibre musculaire, dont nous avons pu déterminer quelques signes morphologiques.

III. La *Pseudo-contracture de la paralysie agitante*, apparaît au début, ou au cours de la maladie de Parkinson, quelquefois la constitue à elle seule, le tremblement faisant défaut : elle est caractérisée par une raideur particulière, l'absence de spasmes... etc., et pourrait pour ce motif dépendre d'altérations de la substance musculaire, ainsi que les résultats de notre examen nous autorisent à le supposer.

IV. La *Pseudo-contracture des myopathies primitives* s'observe dans la plupart de ces amyotrophies; elle est caractérisée par la dureté ligneuse des muscles atteints, sa distribution... etc., est en rapport avec la myosite atrophique et scléreuse du faisceau musculaire; la transformation fibreuse fixant les déformations produites tout d'abord par la différence d'impotence motrice des antagonistes atteints.

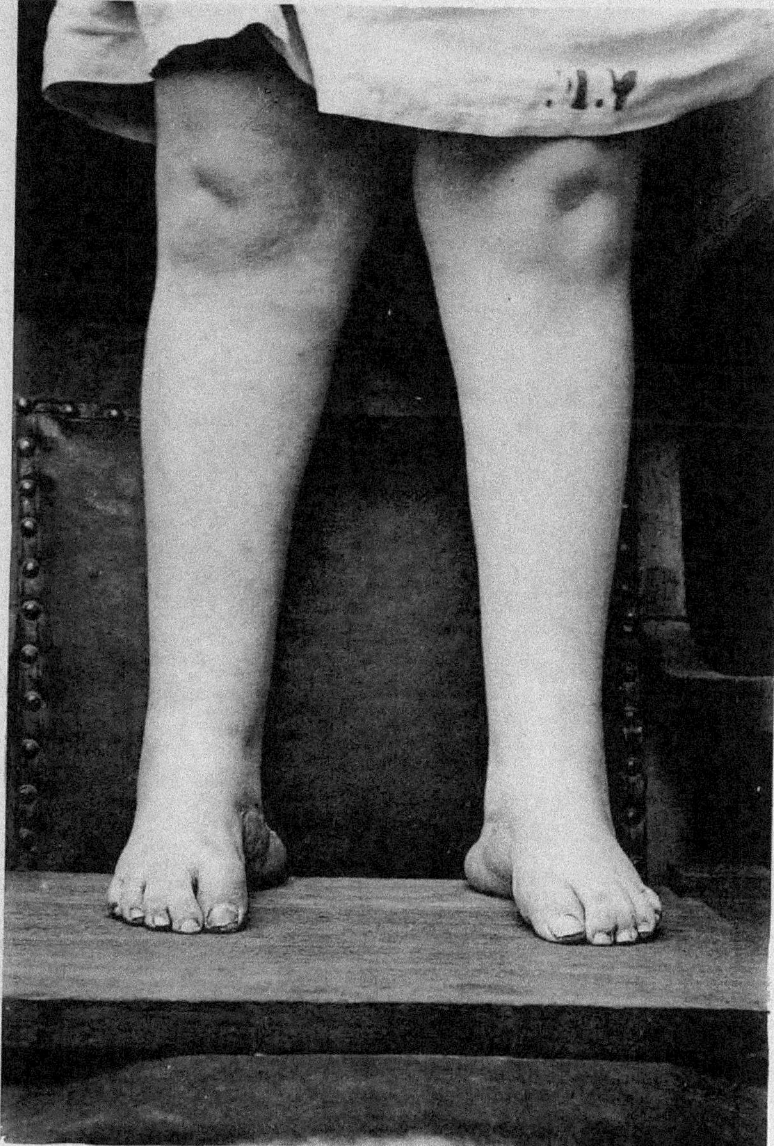

CONTRACTURE HYSTÉRIQUE

Rétractions Fibro-Tendineuses

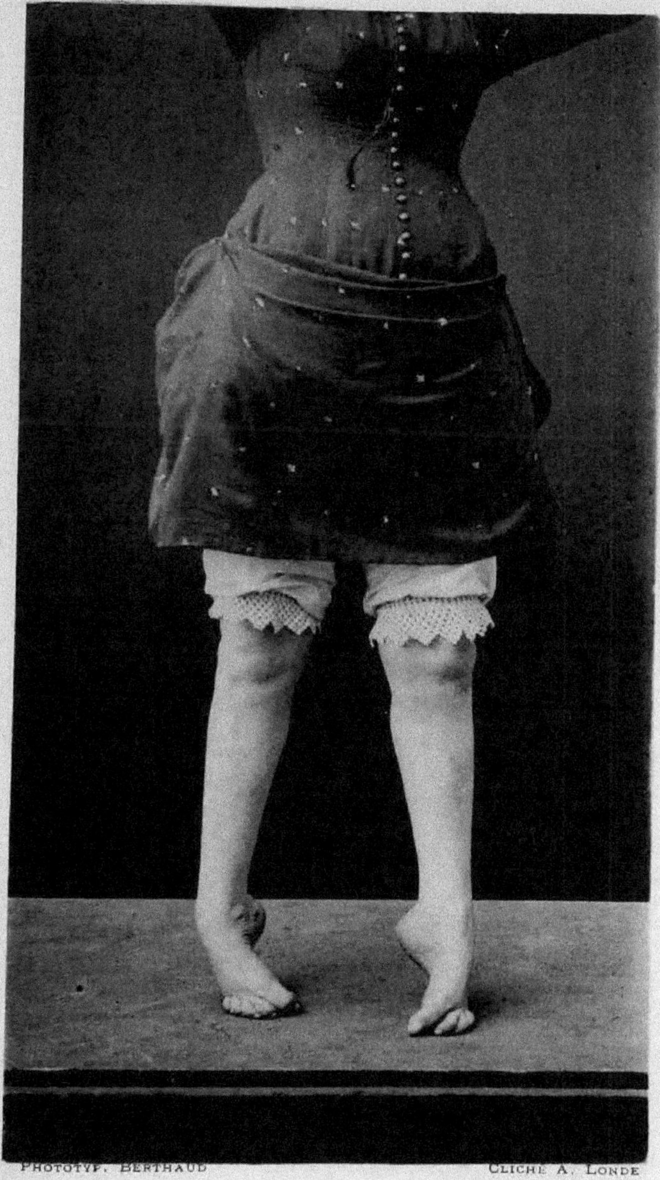

CONTRACTURE HYSTÉRIQUE

Rétractions Fibro-Tendineuses

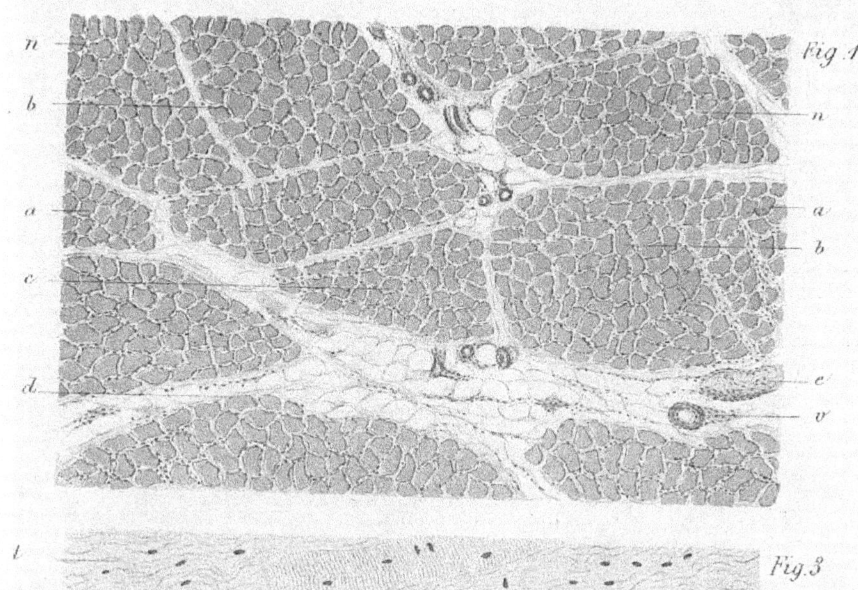

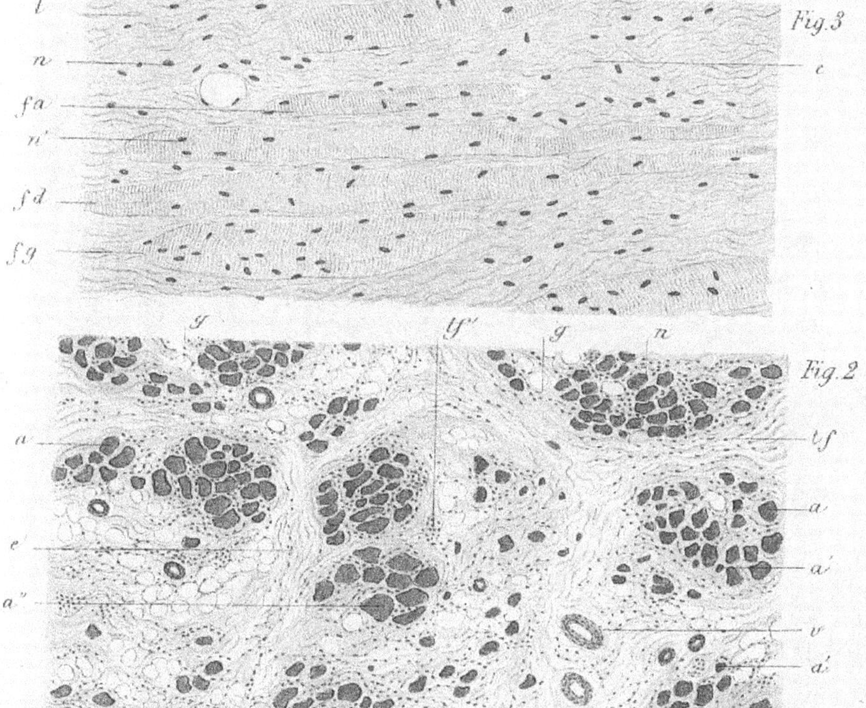

Imp. A. Lemercier, Paris.

A. Karmanski ad. nat. lith.

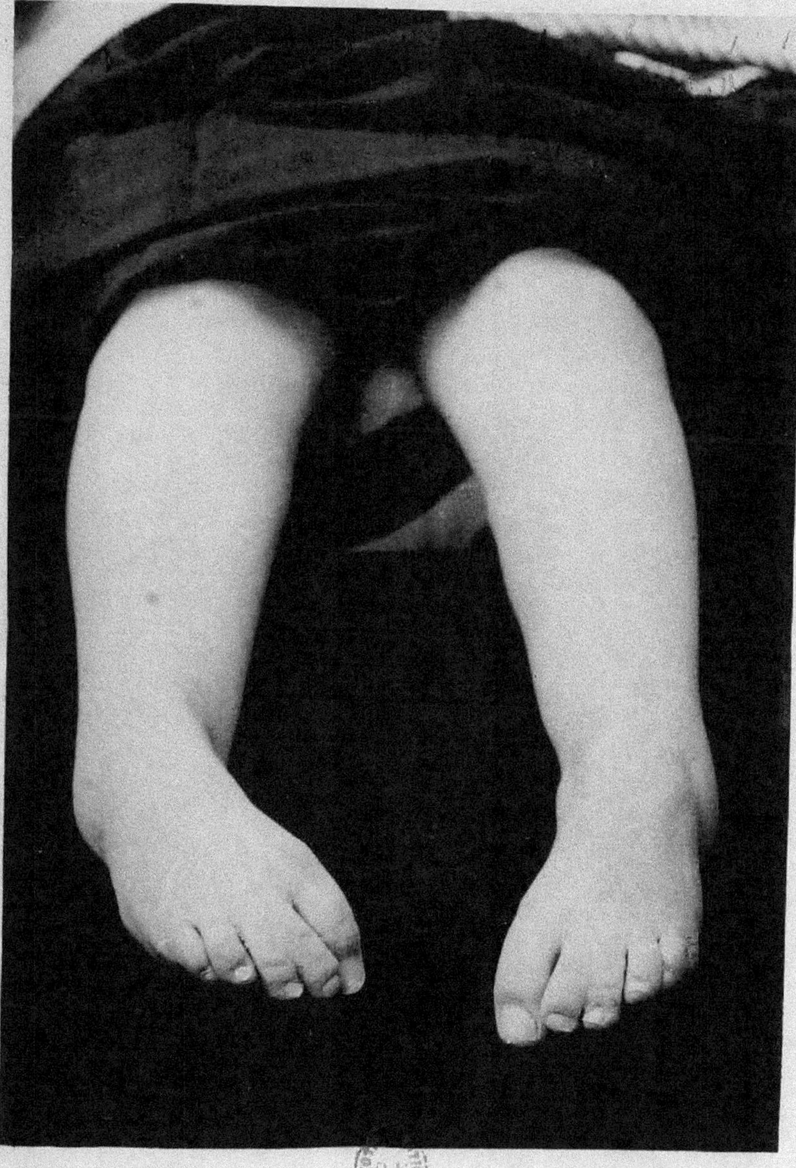

CONTRACTURE HYSTÉRIQUE
RÉTRACTIONS FIBRO-TENDINEUSES

(Avant l'opération)

EXPLICATION DES FIGURES DE LA PLANCHE IV

(Les dessins microscopiques ont été faits à la chambre claire)

Fig. 1.

Coupe transversale du muscle soléaire de maladie de Parkinson (faible grossissement).

a, fibre musculaire normale.

b, fibre musculaire un peu hypertrophiée.

c, faisceau musculaire.

d, tissu conjonctif interfasciculaire.

e, nerf normal.

v, vaisseau.

n, n, noyaux.

Fig. 2.

Coupe transversale du muscle biceps rétracté dans la myopathie — Coloration au carmin lithiné — (faible grossissement). On voi bien la différence qui existe entre le tissu conjonctif intrafasciculaire plus dense, et le tissu interfasciculaire presque normal.

a, fibre musculaire normale.

à, fibre musculaire très atrophiée.

a, fibre musculaire hypertrophiée.

tf, tissu conjonctif interfasciculaire.

tf', tissu conjonctif intrafasciculaire.

v, vaisseau.

g, vésicule adipeuse.

e, fibrille élastique.

n, n, noyaux.

Fig. 3.

Coupe longitudinale du même muscle (fort grossissement), au voisinage du tendon. On y remarque la conservation de la striation, malgré des lésions considérables.

fd, fibre musculaire déformée se continuant avec du tissu conjonctif.

fa, fibre musculaire atrophiée interrompue en son trajet par du tissu scléreux.

fg, fibre musculaire plus grosse, et contenant beaucoup de noyaux.

e, fibre élastique.

t, tissu conjonctif.

n, noyaux du tissu conjonctif.

n', noyaux de la fibre musculaire.

TABLE DES MATIÈRES

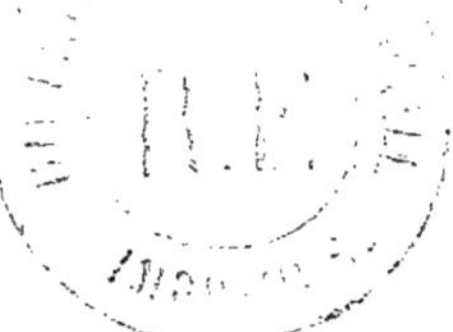

CHATEAUROUX. — Typ et Stéréotyp A. MAJESTÉ.